Die

Lebenskraft.

Ein Beitrag zur medicinischen Biologie

von

Med.-R. Dr. A. Kortüm,
Grossherzoglichem Badearzt in Doberan.

Berlin.
Druck und Verlag von Georg Reimer.
1856.

Vorrede.

Die Frage, ob es eine Lebenskraft giebt oder nicht, ist in der neuesten Zeit wieder lebhaft aufgenommen worden. Wie verschieden sie beantwortet wird, sagen uns am besten einige der Männer selbst, welche die Nothwendigkeit erkannten, ihr Sein oder Nichtsein auf wissenschaftlicher Grundlage zur Entscheidung zu bringen.

Lotze will, dass „die Lebenskraft nicht als die „Eine wirkende Kraft des Lebens, sondern als die „resultirende Grösse der Leistung betrachtet werde, „die aus der Vereinigung unendlich vieler partieller „Kräfte unter gewissen Bedingungen hervorgeht."

Donders, an eine Stelle aus Sanctorius anknüpfend: *„Corpus humanum cur vivit et non putrescit? „Quia quotidie renovatur,"* fährt fort: „In diesem Wech-„sel, in diesem Verbrauch von Stoff erkennen wir jetzt „die unfehlbare Bedingung, den Grund des Lebens. „Die geheimnissvolle Lebenskraft hat hierin ihr Grab „gefunden. Chemische Kraft ist es, welche sich in „Lebenserscheinungen umsetzt."

Nach Büchner „gehört der Begriff Lebenskraft „unter jene mystischen, die Klarheit naturphilosophi-„scher Anschauung verwirrenden Begriffe, welche eine

„an Naturkenntniss schwache Zeit ausgeheckt hat, „und welche von der neueren exacten Naturforschung „über Bord geworfen sind.“

Virchow endlich findet in der lebendigen Zelle die Kraft, welche er in folgenden Worten andeutet: „in der Analyse der Lebenserscheinungen werden wir „immer genöthigt sein, neben der Wirkung der dem „Stoffe immanenten Molecularkräfte die Nachwirkung „einer, von einer früheren Stoffcombination übertrage-„nen, immerhin mechanischen Kraft zuzulassen.“ —

Wenn es gelingen soll, für die Begriffe Leben und Lebenskraft eine bestimmte Bedeutung zu ermitteln, so dürfen wir uns nicht damit begnügen, eine allgemeine Definition für sie zu suchen. Dazu äussern die Körper, denen wir Leben zuerkennen, die Organismen, ihr Leben auf zu mannigfache Weise, dazu sind ihre Lebenserscheinungen zu vielfach. Die erste Bedingung für den Erfolg einer Untersuchung dieser Art ist die, dass wir einzelne Gruppen von Organismen analysiren, ihre Lebenserscheinungen übersichtlich ordnen; dass wir diese in ihrer Beziehung zu einander und zu ihren Coëfficienten, in ihrem Verhältniss als Wirkungen zu ihren Ursachen betrachten, und ihren letzten erkennbaren Grund aufsuchen. Dann lässt sich, zunächst für diese Gruppen allein, feststellen, was wir unter ihrem Leben zu verstehen haben, und ob für sie in der That eine Kraft existirt, welche Lebenskraft genannt werden darf, oder nicht. Zu dieser Analyse müssen solche Organismen gewählt werden, von denen wir die Lebenserscheinungen sowohl als ihre Coëfficienten am genauesten kennen. — Erst von dem so gewonnenen beschränkten, aber sicheren Standpunkt aus lässt sich ein allgemeinerer finden, welchen auch die naturphilosophische Anschauung benutzen darf.

In diesem Sinne habe ich in den vorliegenden Blättern versucht, dem Begriff Lebenskraft die Geltung zu vindiciren, die ihm zukommt. Weil wir unter allen Organismen keinen so genau kennen, als den Menschen, habe ich ihn zur Basis der Untersuchung gewählt. Sie schliesst sich natürlich an die wichtigsten Fragen der Physiologie auf's Innigste an, und fordert eine genaue Prüfung der Lehrsätze, welche die Physiologen aus empirisch festgestellten Thatsachen abgeleitet haben. Hiebei bin ich aus Gründen, welche ich entwickelt habe, zu der Ueberzeugung gelangt, dass eine unbefangene Würdigung dieser Thatsachen zu einer Modification der geläufigen, zum Theil traditionellen Dogmen führen muss, und dass diese nicht bloss das Bild des Organismus einfacher und übersichtlicher macht, sondern auch die Elemente an die Hand giebt, aus welchen sich die Lebenskraft von selbst construirt.

Aus der Realität der Lebenskraft folgt unmittelbar auch die der Naturheilkraft, welche für den Arzt eine besondere praktische Bedeutung hat.

Wo ich Fremdes als Gemeingut der Wissenschaft benutzt, wo ich Eignes gegeben habe, das wird der geneigte Leser auch ohne die Citate erkennen, die ich ihm schuldig geblieben bin.

Doberan, am 26sten Mai 1856.

Der Verfasser.

Inhalt.

Seite

Vorrede.

Grundsätze. 1

Die Sphären des Organismus. 6

- Die animale Sphäre. 7
- Das cerebrospinale Nervensystem. 8
- Die organische Sphäre. 29
- Die vegetative Sphäre. 30
- Das sympathische Nervensystem. 31
- Die Organe der vegetativen Sphäre. 39
- Das Blut. 44
- Die sexuelle Sphäre. 77
- Die Keimelemente. 78

Die Lebenskraft. 89

Die Heilkraft der Natur. 96

- Gesundheit. 96
- Krankheit. 104
- Die Heilkraft der Natur. 109

Grundsätze.

Die Thatsache, dass der Mensch lebt, nennt der Sprachgebrauch das Leben des Menschen.

Das Leben des Menschen wird aus Erscheinungen erkannt, welche wir Lebenserscheinungen nennen.

Die Lebenserscheinungen des Menschen sind, wie die aller übrigen Organismen, Bewegungserscheinungen. Auf sie müssen daher die allgemeinen Gesetze Anwendung finden, welche die Physik für die Bewegungserscheinungen überhaupt anerkennt. Zu diesen rechnen wir folgende:

Bewegungserscheinungen sind Phänomene an bewegten Körpern.

Jeder bewegte Körper wird durch einen andern Körper in Bewegung gesetzt.

Der Körper, welcher einen andern in Bewegung setzt, muss selbst in Bewegung sein. „Schon der Stagirite," sagt Humboldt, Kosmos I, 151, „hatte ausgesprochen, dass „alles, was bewegt wird, auf ein Bewegendes zurückführe, und es nur ein unendliches Verschieben der Ursachen wäre, wenn es nicht ein unbewegtes Bewegendes gäbe."" Nur an diesem unbewegten Bewegenden würde eine Eigenschaft als der Grund der nächsten Folgebewegung anerkannt werden müssen. Dies unbewegte Bewegende liegt aber ausserhalb der Gränzen naturhistorischer Untersuchung. Wo wir in der wahrnehmbaren Welt bewegten Körpern begegnen, müssen wir voraussetzen, dass sie durch bewegte Körper bewegt werden.

Ein Körper, der einen andern in Bewegung setzen soll, muss mit diesem in unmittelbare Berührung treten. Hobbes (Physica, 26, 8) sagt: nihil movet, nisi corpus motum et contiguum. Auch Newton konnte sich (nach Humboldt) dieser Ueberzeugung nicht erwehren.

Jeder bewegte Körper bewirkt die Bewegung anderer Körper, mit welchen er in unmittelbarer Berührung ist.

Jede Bewegung ist daher 1) die Folge einer andern Bewegung, Folgebewegung, und 2) der Grund einer andern Bewegung, Grundbewegung.

Grund der Bewegung bewegter Körper ist gleich Kraft. Kraft ist also gleich Grundbewegung. Nur in Bezug auf das letzte, unbewegte Bewegende würde der Begriff Kraft sich auf eine Eigenschaft beziehn.

Da jede Bewegung sowohl Grundbewegung als Folgebewegung ist, so ist sie ein Glied aus einer Reihe, einem System von Bewegungen, und jeder bewegte Körper ein Glied aus einer Reihe, einem System von bewegten Körpern. Der Umstand, dass oft weder die nächste Grund-, noch die nächste Folgebewegung eines Bewegten bemerkbar ist, lässt die einzelnen empirisch beobachteten Bewegungen häufig als isolirte erscheinen.

In allen Reihen von Bewegungen sind die absoluten Anfangs- und die absoluten End-Glieder unbekannt; in allen lässt sich nur eine unbestimmte Zahl von Mittelgliedern empirisch constatiren. Die absoluten Anfangs- und End-Glieder liegen ausserhalb der Gränzen der Naturforschung.

Da nur gleichartige Grössen eine Reihe bilden können, so müssen die unbekannten ersten und letzten Glieder jeder Bewegungsreihe den bekannten Mittelgliedern gleichartig sein. Und diesen gleichartigen Charakter muss die Naturforschung bei den Einen wie bei den Andern voraussetzen, und auf diejenigen Elemente übertragen, welche empirisch als Glieder in einer Bewegungsreihe auftreten, ohne dass mit zweifelloser Sicherheit ihre eigne Bewegung nachgewiesen werden kann.

Für eine jede Bewegungsreihe würde ihr absolutes erstes Glied das absolute Primum movens sein, und dies absolute

Primum movens wäre gleich einem Ruhenden mit bewegender Eigenschaft. Der Charakter der mathematischen Methode, die Dubois-Reymond so treffend geschildert hat, fordert, dass die Naturforschung, die für das Geschehen in der Natur Ursache und Wirkung voraussetzt, und den Grund jeder Bewegung, die Grundbewegung jeder Folgebewegung untersucht, das Prius movens jedes Gliedes ihrer Reihen aufzusuchen bemüht sei, so weit, als sie empirische Anknüpfungspunkte findet. Wo diese aufhören, da hört auch das Gebiet der Naturforschung auf.

Vom Primum movens ihrer Bewegungsreihen zu sprechen, gestattet die Naturforschung aber da, wo ein gegebener endlicher Grössencomplex vorliegt, an welchem jene Bewegungsreihen vorgehn. Das erste Glied einer empirisch constatirten endlichen Reihe bewegter Substanzen heisst mit Recht ihr Primum movens.

Die Körper, welche wir Organismen nennen, sind empirisch constatirte endliche Substanz-Complexe, an welchen Bewegungserscheinungen auftreten, die von diesen ihren constitutiven Substanzen ausgeführt werden, ihnen also proportional sind, und die auf ein Primum movens unter ihnen schliessen lassen.

Die Substanzen, welche die Bewegungserscheinungen im Organismus ausführen, bilden, wie die Bewegungserscheinungen selbst, Systeme, in welchen jedes voraufgehende Glied das folgende in Bewegung setzt.

Die Substanzen, von denen die empirisch nachweisbaren ersten Folgebewegungen im Organismus veranlasst werden, bilden das Primum movens unter seinen constitutiven Elementen.

Wenn es empirisch constatirt worden ist, dass ein im Organismus enthaltenes Primum movens die Bewegung seiner übrigen Substanzen veranlasst, so muss dies Primum movens selbst in Bewegung sein. Denn dass dasselbe ihr absolutes Primum movens, der Grund der nächsten Folgebewegung, die von ihm ausgeht, also eine Eigenschaft sei, wäre eine gewagte Behauptung.

Die Fähigkeit des Primum movens, Bewegung unter den übrigen Substanzsystemen des Organismus hervorzurufen, ist demnach der Grund dieser Bewegung, und als solcher ist sie Kraft.

Als Grund der Bewegungserscheinungen, welche wir Lebenserscheinungen nennen; als Kraft, welche die übrigen, den Organismus constituirenden Substanz-Systeme zur Ausführung der für ihn charakteristischen Bewegungen anregt, ist der Sprachgebrauch berechtigt, diese bewegende Kraft des Primum movens **Lebenskraft** zu nennen.

Da es Zustände der Organismen giebt, oder da sie doch wenigstens gedacht werden können, in welchen ihre Lebenserscheinungen nicht bemerkbar sind, wo sie also ganz oder theilweise ruhen; ist es nothwendig, für das Leben der Organismen selbst nicht die wirkliche Ausführung der Lebenserscheinungen als charakteristisch anzusehn, sondern die Fähigkeit, sie auszuführen.

Wenn für alle Organismen die Fähigkeit charakteristisch ist, Bewegungen auszuführen, welche durch die bewegende Kraft oder durch die Leistungsfähigkeit eines, inmitten ihrer constitutiven Substanzen befindlichen Primum movens angeregt werden, so muss in allen Organismen ein Primum movens vorhanden sein. Empirisch ist aber nur im Thierreich bis zu einer gewissen Stufe abwärts das Primum movens nachzuweisen, in den niederen Thieren und im Pflanzenreich nicht.

In den Organismen werden von mehreren Substanz-Systemen mehrere Systeme von Bewegungen ausgeführt. Es ist möglich, dass diese verschiedenen Substanz-Systeme durch Ein gemeinschaftliches Primum movens angeregt werden; es ist aber auch möglich, dass mehrere Primum moventia in ihnen wirksam sind.

Alle Organismen bedürfen, um die Constanz ihres Lebens, wie es einem jeden eigenthümlich ist, zu erhalten, der Wechselwirkung mit **äusseren Lebensbedingungen**; unter denen die wichtigsten sind: atmosphärische Luft, Wasser und Nahrungsmittel.

An diese Grundsätze lehnen sich die folgenden Untersuchungen an: sie betreffen die Lebenserscheinungen des Menschen in irgend einem Moment seiner vollständigen Entwicklung, ihre Beziehung zu ihrem Primum movens als dem concreten Herde der Lebenskraft, und die Natur dieses Primum movens selbst.

Wären die Elemente, aus welchen der Organismus gebildet wird, mit naturhistorischer Exactheit constatirt; wäre es möglich, lückenlos und klar zu übersehen, wie und wodurch diese Elemente, in ihrer Wechselwirkung unter einander und mit den äussern Lebensbedingungen, von dem Augenblick an, wo die Bildung des Organismus beginnt, sich verhalten; so würden wir eine genetische oder synthetische Darstellung vorgezogen haben. Weil aber gerade auf diesem Gebiet die grössten Lücken sich finden; weil sowohl die naturhistorischen Charaktere der Elemente, welche zur Bildung des Organismus zusammentreten, als ihr Ineinandergreifen, die verschiedenste Auffassung zulassen, und weil demzufolge gleich von vorn herein die genetische Darstellung an Hypothesen und hypothetische Schlüsse würde anknüpfen müssen; schien es zweckmässiger, den Weg der Analyse einzuschlagen. Wir bedürfen hier der Hypothesen nicht, und es wird auf diesem Wege eher möglich, aus dem Bekannten das Unbekannte zu verstehen, als umgekehrt, aus dem Unbekannten das Bekannte abzuleiten.

Die Sphären des Organismus.

Die Lebenserscheinungen des Organismus lassen sich in wenige grössere Gruppen zusammenfassen. Der Organismus kann sich bewegen und kann empfinden; er verrichtet psychische Actionen, kann fühlen, denken und wollen; er nimmt Nahrungsmittel auf, assimilirt sie, scheidet unbrauchbare Bestandtheile aus, und erhält so seine Integrität; er producirt Keime zu neuen, ihm ähnlichen Organismen, die im weiblichen Körper entwickelt werden.

Diese Erscheinungen bilden drei Gruppen, welche der Sprachgebrauch in Verbindung mit den Substraten, zu welchen sie ressortiren, Sphären genannt hat. Man unterscheidet gewöhnlich die animale, die organische und die sexuelle Sphäre. Diese Tripartition besteht in der That; denn sie umfasst die drei Gruppen, 1) der individuellen Thätigkeit, 2) der Erhaltung des Individuums in seiner Leistungsfähigkeit, 3) der Bildung neuer Individuen oder der Erhaltung der Gattung. Principiell sind wir genöthigt diese Gruppen auf zwei zu beschränken, denn wir müssen die organische und sexuelle Sphäre zu einer einzigen zusammenfassen, weil sie unter der Herrschaft Eines, dem Princip nach einheitlichen Primum movens stehen, und weil wir glauben, die Primum moventia als Eintheilungsgrund festhalten zu müssen. Diese zwei Sphären sind die animale und die organische; in der organischen aber müssen wir zwei Gruppen anerkennen, die wir, dem Sprachgebrauch folgend, ebenfalls Sphären nennen, die vegetative oder organische im engern Sinne, und die sexuelle.

Die animale Sphäre.

Die Lebenserscheinungen, welche zu ihr ressortiren, sind einfach und leicht zu übersehen. Nur ihr Verhältniss zu ihren Substraten bietet erhebliche Schwierigkeiten und die Möglichkeit verschiedener Auffassungen dar, an denen es denn auch nicht gefehlt hat.

Die animale Sphäre führt die Bewegungen aus, welche willkürliche genannt werden, diejenigen, welche durch den Willen angeregt, mit Bewusstsein geschehen; zugleich aber auch die, welche ohne Bewusstsein, durch den sogenannten Instinkt und durch Reflexaction motivirt werden.

Sie empfindet die Folgen, welche durch die Wechselwirkung des Organismus mit der Natur ausser ihm entstehen; — sie empfindet ihre eigene Bewegung und die Bewegung und Empfindung der organischen Sphäre. Sie ist Trägerin des Bewusstseins, welches deutlich oder undeutlich durch die Empfindung geweckt wird; sie ist die Trägerin der psychischen Actionen überhaupt, welche im Gefolge der Empfindung und ihres Bewusstwerdens auftreten.

Diese Lebenserscheinungen verhalten sich zu den Substanzcomplexen, welche die animale Sphäre constituiren, wie Wirkungen zu Ursachen, also hängen ab vom cerebro-spinalen Nervensystem, von den sogenannten willkürlichen Muskeln, (anatomisch: Muskeln mit quergestreiften Fasern), ihren Sehnen und Fascien, und von dem Skelett mit seinen Anhängen, den Knorpeln und Bändern. Diese drei Gruppen anatomischer Elemente, sind die charakteristischen, wesentlichen Bestandtheile der animalen Sphäre; ihnen schliessen sich jedoch noch eine Reihe minder wesentlicher Bildungen an, namentlich die Organe der beiden höhern Sinne, des Gefühls und Gehörs; dann die äussere Haut mit ihren Anhängen, Nägeln und Haaren; endlich die Deck- und Zwischengebilde, seröse und fibröse Häute, Fett und Bindegewebe. Diese letzteren und die äussere Haut sind jedoch kein ausschliessliches Eigenthum der animalen Sphäre; die Haut gehört durch die in sie eingelagerten Drüsen auch der organischen an; für die animale ist sie gewissermassen ein äusseres Skelett, das Begränzungsmaterial des Körpers, dessen Formen sie über dem Skelett, mit Fett und Bindegewebe gepolstert, herstellt. Fett und Bindegewebe finden wir ebenfalls in der organischen Sphäre.

Die ganze animale Sphäre stellt eine Vereinigung zweier seitlicher, in allen ihren Theilen quantitativ und qualitativ gleicher Hälften dar. Die Vereinigung hat in der Mittellinie des Körpers Statt.

Das cerebrospinale Nervensystem.

Was die Bedeutung betrifft, welche das cerebrospinale Nervensystem für die animale Sphäre hat, so stimmen darin alle Erfahrungen überein, dass dasselbe die Muskeln der animalen Sphäre sowohl zur willkürlichen als zur reflectirten Contraction bestimmt; dass es die Empfindungen, welche in dieser Sphäre statthaben, zum Bewusstsein leitet, und dass es den Ausgangspunkt der psychischen Actionen bildet. Da ohne seine Theilnahme weder die eine noch die andere dieser Erscheinungsgruppen zu Stande kommt, so bedarf es kaum eines weitern Beweises, dass das cerebrospinale Nervensystem durch seinen Einfluss auf die übrigen Substanzen dieser Sphäre diejenigen Lebenserscheinungen hervorruft, welche der animalen Sphäre zugerechnet werden müssen. Es bildet daher das erste Glied in der Reihe oder dem System derjenigen Substanzen, durch welche diese Lebenserscheinungen ausgeführt werden; es ist das Primum movens unter ihnen. Diese Substanzenreihe ist in der animalen Sphäre einfach: Nerven, Muskeln, Skelett und die Anhänge der beiden letztern. Der Nerv bestimmt die Muskeln zur Contraction, diese bewegen das Skelett und die Weichtheile.

Wenn das Nervensystem das Primum movens der animalen Gewebe ist, so muss es eine selbständige Leistungsfähigkeit besitzen. Läge das Motiv seiner Leistungen ausserhalb des cerebrospinalen Nervensystems, so dürften wir nicht dies als Primum movens der animalen Sphäre ansehen, sondern die Bestandtheile des Organismus nähmen diese Rolle in Anspruch, welche wir als die Bestimmenden für die Leistungen dieses Systems anerkennen müssten. Wir begegnen aber in der Physiologie nur zwei Erfahrungen, welche für die höhern Wirbelthiere auf den ersten Blick die selbständige Leistungsfähigkeit des cerebrospinalen Nervensystems zweifelhaft machen könnten. Die Eine ist das Experiment von Bichat, welcher Hunden die Cerebral-Arterien, die Carotiden und Vertebralen unterband, und durch diese Operation sofort alle Leistungsfähigkeit der animalen Sphäre aufhob; dann aber wieder durch Nachlass der Ligatur oder durch Einspritzen eines mässig starken Wasserstrahls sie ebenso schnell wieder hervorrief. Diese Erfahrung bezieht sich auf das centrale Nervensystem; die Andere, der sogenannte Stensons'che Versuch auf das pheripherische. Hiernach erfolgt Lähmung der untern Extremitäten nach Unterbindung der Bauchaorta. Das Experiment von Bichat bedarf keines Commentars; es beweist, „que le mouvement du sang, en se communiquant au cerveau, entretient son action" (Bich. Rech. phys. IV Ed. 257.). Der Stenson'sche Versuch ist zu verschiedenen Folgerungen benutzt worden. Man hat die eintretende Lähmung nicht bloss von unterbrochener Ernährung der Muskeln und Nerven, sondern auch von dem gehemmten Reiz des eingeathmeten Sauerstoffs auf die Nerven ableiten wollen. Die letztere Ansicht überlassen wir sich selbst. Dass aber die unterbrochene Ernährung der Nerven und Muskeln nicht an der Lähmung Schuld ist, wird dadurch bewiesen, dass eine mechanische oder chemische Reizung der betheiligten Nerven die cessirenden Bewegungen wieder eintreten lässt. Es folgt hieraus, dass auch nach der Unterbindung der Blutgefässe Nerv und Muskel die Mittel und Fähigkeit zur Wirkung besitzt; dass die unlädirte Verbindung mit dem centralen Nervensystem für die Wirkung des peripherischen nicht genügt, sondern dass durch den Blutstrom an seinem peripherischen Wirkungspunkte ein neues Moment hinzukommt, um sie auszuführen; und da dies nicht in der Ernährung, also in der chemischen Wirkung des Blutstroms liegen kann, ist es kaum anderswo als in dem motorischen Impuls zu suchen, den der Nerv hier vom Blute empfängt.

Diese beiden Experimente beweisen, dass für die Wirkung des cerebrospinalen Nervensystems, des centralen sowohl, wie des peripherischen, in den höhern Thierklassen die Mitwirkung des arteriellen Blutstroms ein unerlässliches Supplement bildet. Jedoch so bedeutend dies Supplement ist, so kann dasselbe doch die eigene Leistungsfähigkeit des Nervensystems keineswegs in Frage stellen.

Genügt ohne dasselbe die eigene Leistungsfähigkeit dieses Systems zwar nicht, seine Erfolge in ihrer Totalität zu erreichen, so ist sie dennoch vorhanden. Dies beweisen:

1) alle Erfahrungen über die Erfolge der Reizung an den peripherischen Theilen durchschnittener Nerven, woraus sich ergiebt, dass ein accessorischer, an die Stelle des centralen Nervensystems und seiner psychischen Actionen tretender Impuls den seiner normalen Kraftquelle beraubten peripherischen Nerven zur Entfaltung der Kraft, welche ihm selber innewohnt, bestimmt.

2) Die Thatsache, dass Anästhetica und Gifte, auf einzelne Nervenstämme in begränzter Weise applicirt, diese Applicationsstelle für immer oder für eine Zeitlang wirkungsunfähig machen, nicht aber den unter ihr, peripherisch gelegenen Theil derselben; sowie auch die Möglichkeit der Wiederkehr seiner Leistungsfähigkeit nach diesen Experimenten.

3) Die Thatsache, dass Ein Theil des Systems eine erhöhte Thätigkeit ausüben kann, während das übrige ruht, und die, dass seine verschiedenen Abschnitte gleichzeitig verschiedene Actionen auszuführen vermögen.

4) Die Experimente über das Zusammenheilen durchschnittener Nerven, und die Wiederkehr der dadurch aufgehobenen Leistungsfähigkeit der peripherischen Enden.

5) Die Experimente an Fröschen und andern Amphibien, in welchen das Herz ausgeschnitten wurde, und die Thiere

trotz des aufgehobenen Blutstroms eine Zeit lang alle Bewegungen der animalen Sphäre fortsetzten. Während diese Experimente auf der einen Seite den unzweideutigen Beweis führen, dass die Tenacität sowohl, als die Intensität der eignen Leistungsfähigkeit in den gleichnamigen Nervensystemen verschiedener Thierklassen verschieden ist, geht aus ihnen auf der andern Seite ebenso unwiderleglich die eigene Leistungsfähigkeit dieses Systems hervor.

6) Die früher von Remak und Valentin bekannt gemachten Beobachtungen über Bewegungserscheinungen, welche sie unmittelbar an Nerven höherer Thiere gemacht haben, sind zwar nicht weiter verfolgt worden, so dass hieraus kein Beweis für unsern Gegenstand zu entnehmen ist.

An niedern Thieren aber hat von Hessling (Jenaische Annalen I. 121) ähnliche Erscheinungen noch deutlicher wahrgenommen. Er sah an rein isolirten Stämmen der Seitennerven von Blutegeln, Raupen, Schmetterlingen, Asseln u. a. eine so deutliche Bewegung der Primitivröhren, dass die Fasern hin- und hergebogen wurden; dass nach der Beugeseite sich die Scheide runzelte, und mit der Streckung sich wieder glättete, und dass hiedurch das Nervenmark nach der Schnittfläche gedrängt ward. Obgleich diese Beobachtungen sich auf Thierklassen beziehen, woher Analogie-Schlüsse nur vorsichtig entlehnt werden dürfen, so gehören sie doch zu den interessantesten und wichtigsten Erfahrungen der Neurologie.

Die selbständige Wirkungsfähigkeit des cerebrospinalen Nervensystems muss hiernach als ein bewiesener Satz angesehen werden. Jedoch muss, zumal in den höhern Thierklassen, das nothwendige Supplement derselben durch den arteriellen Blutstrom eine von ihr unzertrennliche Voraussetzung bilden.

Nun bleibt es aber immer noch eine ungelöste Frage, wie das Nervensystem, mit welchen Mitteln es seine Wirkung ausübt.

Zunächst müssen sich die Untersuchungen hierüber auf das peripherische Nervensystem beschränken, dessen histologische Elemente einfach und anschaulich sind, während das centrale Nervensystem, einen verwickelten, der vollständigen Analyse noch nicht zugänglichen Substanzencomplex bildet. Wir sind zu dieser engern Begränzung der Untersuchung um somehr berechtigt, als das centrale Nervensystem noch viel weniger als das peripherische, der Mitwirkung des Blutstroms zu seinen Leistungen entbehren kann, und weil, nach dem jetzigen Stande unsrer Kenntniss von ihm, in seiner histologischen Zusammensetzung dieselben Elemente die Hauptrolle spielen, wie im peripherischen, nur mit dem Unterschiede, dass die letztern ein klares, jene aber ein complicirtes und im höchsten Grade difficiles Untersuchungsobject darbieten. Jedenfalls verhält sich die Leistungsfähigkeit des centralen Nervensystems zu der des peripherischen anders, als im Gefässsystem sich die des Herzens zu derjenigen der Gefässe verhält. Im Herzen concentrirt sich alles von Wirkungsfähigkeit, was zum Fortstossen des Blutstroms gehört. An den Gefässen werden nur wenige, zu irgend einem Erfolge unzureichende Erweiterungen und Verengerungen beobachtet, welche eine eigne Leistungsfähigkeit der Gefässbahnen zu beweisen weit entfernt sind. Das eigne Wirkungsvermögen des Gehirns, bei aufgehobenem Blutstrom, ist viel weniger leicht erkennbar, als am peripherischen Nervensystem, für welches wir in seiner ganzen Ausdehnung dasselbe in Anspruch zu nehmen gezwungen sind.

Haben wir einmal die eigne Leistungsfähigkeit des peripherischen Nervensystems als eine consolidirte Thatsache anerkannt, so fragt es sich: an welchen Elementen desselben haftet sie? und, das Supplement des Blutstroms vorausgesetzt, mit welchen Mitteln wirkt sie, erreicht sie ihre Erfolge?

Wir haben am peripherischen Nervensystem zu unterscheiden: Röhre und Inhalt. Bestätigt sich der Zusammenhang jeder Nervenfaser mit Nervenkörpern, so sind wir genöthigt die Umhüllungsmembran dieser Körper, die sogenannte Zellhaut derselben als die unmittelbare Fortsetzung der Primitivröhre anzusehen, und Alles, was von dieser gilt, wird auch von jener gelten müssen. Auch ihr Inhalt ist qualitativ identisch.

Die Kerne der Nervenkörper oder Zellen haben zu keiner plausiblen Deutung Veranlassung gegeben. Den Inhalt der Primitivröhren müssen wir ansehen als eine Flüssigkeit von dicker, ölichter Beschaffenheit. Ob der Axencylinder als das Produkt eines Gerinnungsprocesses aus dieser, oder als ein festes primitives Formelement angesehen wird, ist für unsern Gegenstand ohne Bedeutung. Wenn aber das Nervenmark, wie es nicht anders genommen werden kann, eine Flüssigkeit ist, so versteht es sich von selbst, dass das System durch diese Flüssigkeit, aber nicht die Flüssigkeit durch das System wirkt. Es müssen daher die Formelemente des Nervensystems, die Primitivröhren mit oder ohne Axencylinder, als die selbstthätigen Gebilde angesprochen werden. Unterstützt wird diese Ansicht direkt durch die von Hessling'sche Beobachtung, deren wir gedacht haben. Aus dem obenangeführten Sachverhalt wird es wahrscheinlich, dass auch die Membran der Nervenkörper dasselbe Recht in Anspruch zu nehmen hat, wie die Primitivröhren, selbst wenn nicht alle Nervenröhren mit ihnen in Verbindung stehen sollten. Dass aber die Nervenkörper allein das active Element im Nervensystem bilden sollten, dass jede Ganglienkugel ein Central-organ, die Wurzel der Nervenfasern, die Quelle ihrer Wirksamkeit wäre, ist eine Behauptung, auf welche wohl nur die räthselhafte Natur dieser Körper führen konnte; irgend eine thatsächliche, anatomische oder physiologische Stütze hat sie nicht.

Halten wir an dem oben aufgestellten Grundsatz fest: dass unter den Gliedern einer Reihe nur gleichartige Grössen zugelassen werden dürfen; erinnern wir uns, dass die Elemente der animalen Sphäre eine Reihe bilden, und die Lebenserscheinungen, welche davon ausgehn, ebenfalls; dass sie eine Reihe von Bewegungserscheinungen ausmachen; dass der Nerv den Muskel, der Muskel den Knochen zur Bewegung bestimmt; so muss der Grund der Bewegung des Knochens eine Bewegung des Muskels, der Grund der Muskelbewegung eine Bewegung des Nerven sein. Der Charakter der Leistungsfähigkeit der Nervenröhre, da sie Bewegungen veranlasst, muss selbst Bewegung sein. Weil der Nachweis einer, an der Nervenröhre selbst auftretenden Bewegung bis jetzt noch ein unsichrer ist, so müssen wir uns einstweilen begnügen, ihre logische Nothwendigkeit und ihre Wahrscheinlichkeit dargethan zu haben. Wer statt ihrer Bewegungen aber etwa ihre Eigenschaften als Grund der von ihr ausgehenden Folgebewegungen behaupten wollte, der würde noch einen viel schwierigern Stand gewinnen. Denn die Nervenröhre zeichnet sich durch keine einzige wahrnehmbare Eigenschaft aus, mit welcher man, wollte man unsern physikalischen Grundsatz an sich bestreiten, die Folgebewegung nur mit einem Schein von Recht in Causalnexus bringen könnte. Ich verkenne es nicht, wie wünschenswerth es ist, den empirischen Beweis für die logische Nothwendigkeit vollständig zu haben. Da aber die selbständige Leistungsfähigkeit des Nervensystems als das wichtigste Moment der ganzen Frage angesehen werden muss; da die logische Nothwendigkeit den Charakter dieser Leistungsfähigkeit unzweifelhaft feststellt; da schon positive Thatsachen vorliegen, welche die Bewegung der Nervenröhre zu constatiren scheinen; so glaube ich berechtigt zu sein, diesen Thatbestand durch jene Vermuthung ergänzen zu dürfen, von der sich überdies in unsrer Wissenschaft schon wiederholte Andeutungen finden.

Wenn die Nervenröhre Bewegungen ausführt, so können es nur solche sein, wozu sie durch Expansion und Contraction ihrer einfachen, structurlosen anatomischen Elemente in der Richtung ihres Quer- und Längendurchmessers fähig ist. Durch diese Bewegungen muss dieselbe einen direkten Einfluss ausüben auf die in ihr enthaltene Markflüssigkeit; die nächste Folge davon muss also eine Bewegung des Markes sein. Dass das Mark in den Röhren sich bewegen **kann**, beweist die Leichtigkeit, womit man bei Druck auf die Röhren das Mark unter dem Mikroskop aus ihnen hervortreten sieht; ferner die obigen Beobachtungen von von **Hessling**; dann die von **Coze** und **Michel** (Gazette médicale de Paris 1849. 30), welche auf Stückchen Menschen-, Kaninchen-, Froschnerven, die sie mikroskopisch präparirten, einige Tropfen Chloroform, Aether oder Terpentinessenz schütteten und sahen, wie die Primitivröhren dicker wurden, wie sich eine Strömung in der ganzen Länge der Röhre entwickelte, und wie zuletzt die Flüssigkeit mit Fetttröpfchen vermischt, die Röhre verliess.

Wenn die Nervenröhre durch ihre selbständige Leistungsfähigkeit bewegend wirkt, so muss das flüssige Nervenmark durch seine chemischen Eigenschaften, auf jeden Berührungspunkt wirken, zu dem es in seiner Bewegung gelangt. Dass wir die chemischen Eigenschaften des Markes, von welchen Erfolge ausgehen können, wie wir sie bei der Nervenwirkung wahrnehmen, nicht kennen, ändert in der Sache nichts. Wahrscheinlich ist es, dass das Nervenmark unbekannte, flüchtige Substanzen enthält, welche durch seinen ölichten Charakter gebunden, nur in geringer Quantität die Wandungen der Nervenkanäle, und bis zu einem gewissen Grade seine Wirkungspunkte durchdringen. Dass diese Flüssigkeit, wenn durch sie und ihre Eigenschaften der Nerv seine Wirkung ausübt, nur wirken kann, wenn sie in Bewegung ist, dass also ihre Bewegung das unerlässliche Supplement ihrer Eigenschaften ist, das sehen wir theils aus dem Bichat'schen und Stenson'schen Versuch, in welchem dem Nerven seine supplementäre Bewegung entzogen wird, theils lehrt es uns die Analogie der Blutwirkung, welche viel deutlicher den Beweis zu führen gestattet, dass das Blut zu seiner Wirkung nicht bloss seiner Eigenschaften bedarf, sondern dass es erst wirkt, wenn es mit seinen Eigenschaften in Bewegung gesetzt ist.

Ob diese unbekannten Eigenschaften des Nervenmarks mit den Strömen elektro-magnetischen Fluidums in Verbindung gebracht werden können, welche die Physiologen in ihnen beobachtet haben, ist mehr als zweifelhaft. Die Strömung dieses Fluidums kann mit der des Nervenmarkes nichts gemein haben. Und dahin geht auch die Annahme derer nicht, welche auf jene Beobachtungen fussend, eine galvanische Strömung in den Nerven für das Motiv ihrer Wirkung ansprechen. Für unsern Zweck würde es irrelevant sein, ob die Nervenwirkung hiedurch, oder durch andre Mittel ausgeführt wird. Der Nerv würde dadurch nicht aufhören, das Primum movens der animalen Sphäre zu bleiben. Jenes Fluidum würde doch nur die Substanz sein sollen, durch welche die Wirkung des Nerven auf seine Wirkungspunkte geschieht. Das Fluidum selbst als das Primum movens der animalen Sphäre über den Nerven zu stellen, wäre unlogisch; denn eine Flüssigkeit hat nur Eigenschaften und Gemengtheile, aber keine Bewegung durch sich selbst. Aber auch der Ansicht, dass der Nerv durch einen galvanischen Strom wirke, stehen wesentliche positive Bedenken entgegen. Einmal beschränken sich die fraglichen Strömungen nicht auf die Nerven; sie finden auch in den Muskeln und andern Geweben Statt. Ausserdem ist der Nerv und seine Scheide kein Isolator des galvanischen Stroms. Endlich aber ist zwischen der Schnelligkeit jener Strömungen und der, nach einer Nervenreizung erfolgenden Muskelcontraction eine so bedeutende Differenz, dass beide nicht in Causalzusammenhang gebracht werden können. Die elektrischen Ströme müssen daher als eine Erscheinung angesehen werden, deren biologische Bedeutung bis jetzt noch nicht durchschaut werden kann.

An dem Wirkungspunkte der Nerven muss, wenn der Vorgang bei ihrer Wirkung ein materieller ist, wie wir es bei einem physiologischen Process annehmen müssen, allmählig ein Verbrauch des Nervenmarks stattfinden. Die Wirkung der Nerven auf die Gewebe müsste allmählig aufhören, wenn der Substanzverlust nicht ausgeglichen würde. Es wird also neue Zufuhr des Markes am Wirkungspunkte nothwendig. Die Quelle, woher der Ersatz kommen kann, darf im animalen Nervensystem nur da gesucht werden, wo sich gleichartige Masse findet, also im Gehirn und Rückenmark, mit welchem der peripherische Wirkungspunkt der Primitivröhren durch das Lumen der Röhren in continuirlicher Verbindung steht.

Wenn man annimmt, dass sich die Röhre an ihrem Wirkungspunkt in die Gewebe verliert, so müsste auch weiter angenommen werden, dass sie ihren ganzen Inhalt in die Gewebe ergiesst. Dies ist aber so sehr gegen alle Analogie, die wir im Organismus finden, namentlich im Gefässsystem, dass schon deshalb diese Anschauung keine Wahrscheinlichkeit für sich hat. Ueberall, wo von Kanälen aus ihr flüssiger Inhalt eine Wirkung auf die organischen Gewebe ausübt, begegnen wir einem geschlossenen Röhrensystem. Ist die von Koelliker wieder constatirte Endschlinge der Nerven eine Wahrheit, so ist ein allmähliger Uebergang des am Wirkungspunkte passirten Nervenmarks (nach Abgabe unbekannter Bestandtheile) in die centripetale Nervenröhre, und aus dieser in das centrale Nervensystem nicht minder nothwendig.

Als die Wirkung der centrifugalen Nerven dürfen wir, ohne Widerspruch zu besorgen, zunächst die Betheiligung derselben bei der Erscheinung ansehen, die man Tonus der Gewebe zu nennen übereingekommen ist. Obgleich die Bedeutung dieses Begriffs nicht mit logischer Sicherheit festgestellt ist, so ist doch ein wesentlicher, integrirender Theil derselben das, dass er die Fähigkeit der Gewebe bezeichnet, sich auf den Impuls des centrifugalen Nerven zu contrahiren und Bewegungen auszuführen. Dass bei der Erhaltung des Tonus das arterielle Blut eine bedeutende, ja eine überwiegend wichtige Rolle spielt, also die Betheiligung des Nerven keine ausschliessliche ist, bedarf kaum der Erwähnung; jedoch scheint die Erfahrung über die Gewebe, deren Nerven durchschnitten sind, das ausser Zweifel zu stellen, dass ein Theil jenes Erfolges den centrifugalen Nerven zuzumessen ist. Die Erhaltung des Tonus, der Bewegungsfähigkeit der Gewebe ist die stetige Wirkung dieser Nerven.

Die unbezweifelte Wirkung des centrifugalen Nerven ist die, dass er die contractilen Gewebe an seinem Wirkungspunkt zur Contraction bestimmt, wenn seine Leistungsfähigkeit von Seiten der psychischen Actionen, oder durch Reflexreiz, oder durch einen direkten Impuls von aussen angeregt wird zu einer wirklichen Leistung. Ueber die Thatsache dieser vorübergehenden Wirkung herrscht volle Einstimmigkeit unter den Physiologen, und es ist kaum eine abweichende Meinung möglich.

Ganz anders aber verhält es sich mit der Wirkung des centripetalen Nerven. Die Gewebe bewegen sich; jede unbefangene Beobachtung sagt: die Gewebe empfinden auch; aber die Physiologie ist zu dem Dogma gekommen: „die Gewebe empfinden nicht," sondern einzig und allein der centripetale Nerv, oder vielmehr auch dieser nicht, sondern das Centralorgan, welchem im Act der Empfindung der centripetale Nerv die an ihm selbst vorgegangenen Veränderungen, die von ihm selbst aufgenommenen Eindrücke mittheilt. Das Centralorgan selbst empfindet, projicirt aber die Empfindung an den Punkt, wo die Einwirkung der Aussenwelt auf den centripetalen Nerven, durch die ihn bedeckenden Gewebe vermittelt, geschah. Durch diese Projection entsteht die Täuschung, als empfinden die Gewebe selbst; und diese Täuschung hat man die peripherische Reaction genannt.

Es lässt sich mit diesem Dogma, welchem jetzt ziemlich allgemein gehuldigt wird, schwer in Einklang bringen, warum die Physiologie dennoch fortfährt, die Empfindlichkeit der organischen Gewebe mittelst sinnreicher Apparate zu messen, und Skalen über ihre Empfindlichkeit zu entwerfen. Indessen es geschieht, und es ist dabei das Resultat erzielt worden, welches ebenso allgemein anerkannt wird, dass die Empfindlichkeit der Gewebe in geradem Verhältniss steht zu der Zahl „sensibler" Nerven, die sich in ihnen verzweigen. Auch die Thatsache findet Anerkennung, dass jeder „sensible" Nerv an seinem Wirkungspunkt in den Geweben, richtiger: an seiner Ursprungsstelle daselbst, ebenso wie der motorische, einen gewissen Rayon beherrscht. Denn nicht jede Muskelfaser, sondern nur Complexe von ihnen, die eine functionelle Einheit darstellen, haben einen Nerven, und auch, wo bei der Wechselwirkung mit einem äussern Agens nicht direkt ein centripetaler Nerv getroffen wird, tritt Empfindung auf.

Wenn wir uns nun zugleich daran erinnern, dass auch die Muskeln, als die augenfälligsten Repräsentanten der contractilen Gewebe, dass alle Gewebe des ganzen Organismus mit den hinlänglich bekannten geringen Ausnahmen, empfinden; dass in allen Nervenbahnen centrifugale und centripetale Fasern gemischt vorkommen, die nur in der Nähe des Rückenmarks sich von einander trennen, als vordere und hintere Wurzeln der spinalen Nerven; bedenken wir, dass es streng genommen nur eine einzige Erfahrung ist, zu deren Gunsten man das Gesetz der peripherischen Reaction oder die Projection der Empfindung adoptirt hat, die Gefühle nämlich, welche Amputirte in der Gegend der abgesetzten Gliedmaassen empfinden, und endlich, dass sowohl das physiologische Experiment, als das unbefangene Bewusstsein jedes Individuums die Gewebe selbst als den Sitz der wirklichen Empfindung nachweist; so können wir nicht umhin, dem Gesetz der peripherischen Reaction nur für eine sehr geringe Zahl von exceptionellen Fällen Gültigkeit zuzuerkennen, und dem Satz zu adhäriren: dass die Gewebe selbst empfinden. Dieser Satz schliesst die Thatsache nicht aus, dass auch die centripetalen, und wie wir anticipiren, auch die centrifugalen, Nervenröhren empfinden, und dass der Zusammenhang der Gewebe durch centripetale Nerven mit dem Gehirn eine conditio sine qua non für das Bewusstwerden des Empfundenen ist. Wir halten es für ebenso gewiss, dass die Gewebe empfinden, als dass sie sich bewegen.

Wenn die Gewebe empfinden, so drängt sich natürlich die Frage auf: ist die Fähigkeit zu empfinden den Geweben immanent, oder wird sie ihnen mitgetheilt? Dass das Erstere nicht der Fall ist, bedarf keines weitern Beweises. Die Empfindungsfähigkeit wird den Geweben mitgetheilt durch Nerven. Nun fragt es sich aber weiter: durch welche Nerven? Die Physiologie stellt, jetzt wenigstens, diese Frage überall nicht auf, weil sie die Empfindungsfähigkeit der Gewebe faktisch wohl, aber nicht im Princip anerkennt. Wir dürfen uns also nicht wundern, wenn wir von ihr keine Antwort darauf erhalten, und müssen dieselbe aus der Natur der Verhältnisse uns zu ermitteln suchen.

Der centripetale Nerv verläuft und wirkt in der Richtung von den Geweben zum Gehirn. Zwar hat Dubois-Reymond in den hintern Nervenwurzeln sowohl eine centripetale als eine centrifugale Strömung des elektro-magnetischen Fluidums nachgewiesen; aber dieser Nachweis ändert die Erfahrungen über die ausschliesslich centripetale Leitung oder Wirkung des centripetalen Nerven nicht, da zwischen den elektro-magnetischen Strömungen in den Nerven und der Nervenwirkung keine Solidarität besteht. Wir adhäriren deshalb der bisherigen Anschauung. Wenn dieselbe die richtige ist, so folgt daraus, dass die mit der Wirkung dieser Nerven verbundene Bewegung, man mag diese Bewegung formuliren wie man will, in der Richtung von den Geweben zum Gehirn geht. Diese Richtung der Wirkung macht es unmöglich, dass der centripetale Nerv den Geweben etwas vom Gehirn aus zuführen kann, es sei was es sei, also auch nicht die Fähigkeit zu empfinden. Nur wenn seine centripetale Wirkung gehemmt wird, wäre es möglich, dass eine Redundation seines wirksamen Princips nach seiner Ursprungsstelle, in den Geweben, veranlasst würde, ein Fall, der in pathologischen Erscheinungen nicht eben selten vorkommt, und der in den W e b e r - B u d g e'schen Vagus-Versuchen experimentell gesetzt wird. Dass aber das Gehirn oder Rückenmark die Quelle sein müsste, aus welcher der centripetale Nerv den Geweben etwas mittheilen könnte, bedarf keines Beweises, wir mögen die Natur der Nervenwirkung ansehen, wie wir wollen.

Es ist aber nicht weniger gewiss, dass die Gewebe der animalen Sphäre, wenn sie empfinden, ihre Empfindungsfähigkeit von cerebrospinalen Nerven erhalten. Die Mittheilung irgend einer Qualität an diese Gewebe kann aber nur von Nerven ausgehen, welche von irgend woher in die Gewebe eindringen, von Nerven also, welche zu der nachhaltigen Quelle des Nerveneinflusses eine centrifugale Beziehung haben. Deshalb sind wir aber auch genöthigt anzunehmen, dass die centrifugalen Nerven, als die einzigen dieses Systems, welche sich ausser den centripetalen in den Geweben finden, den Geweben die Fähigkeit zu empfinden, mittheilen. Wenn man freilich die sensiblen oder centripetalen Nerven vorzugsweise in den Sinnesnerven und in den Nerven der Oberhaut sucht; wenn man bei gelähmten Muskeln die Fortdauer der Empfindlichkeit in der Oberhaut als Beweis der Unabhängigkeit der sensiblen Nerven von den motorischen anerkennt; ist diese Frage schwer zur endlichen Entscheidung zu bringen. Nehmen wir aber an, dass auch die Oberhaut centrifugale Nerven erhält; dass auch die Contraction ihrer Elemente durch Nervenwirkung erfogt, und zwar nicht durch die Wirkung der hypothetischen Gefässnerven, welche durch direkte Beobachtung beseitigt sind; so können wir wohl sagen, dass die Oberhaut durch ihre Structur und ihre übrigen bekannten und unbekannten Qualitäten, weniger als andre Gewebe zur Contraction, überwiegend mehr aber als diese zur Empfindung befähigt werde, nicht aber, dass besondere Nerven für die Bewegung, besondere für die Empfindung, in jedes Gewebe eintreten müssen, um in allen die, ihren Elementen proportionale, Fähigkeit zu Bewegung und zu Empfindung zu erhalten.

Zur völligen Aufklärung dieser streitigen Punkte bedürfen wir nichts, als den sichern Nachweis der Endschlinge der Nerven; es folgt dann von selbst, dass in jedem Gewebe eine gleiche Zahl von centrifugalen in eine gleiche von centripetalen Nerven umbiegt, also überall, wo cerebrospinale Nervenelemente vorhanden sind, das relative Quantitätsverhältniss beider vollkommen gleich ist.

So wären wir zu den wichtigen, leicht verständlichen, mit allen anatomischen und physiologischen Erfahrungen in vollkommenem Einklang stehenden Sätzen gekommen: 1) dass nicht bloss die centripetalen Nerven, sondern auch die Gewebe empfinden; und 2) dass die Empfindungsfähigkeit den Geweben mitgetheilt wird, nicht durch die centripetalen, sondern durch dieselben Nerven, durch welche sie zur Contraction bestimmt werden, durch die centrifugalen Nerven.

Dass die Gewebe nicht mehr empfinden, wenn ihre Verbindung durch centripetale Nerven mit dem Gehirn aufgehoben ist, ist ein Satz, welcher vorläufig eine gewisse Beschränkung erfahren muss. Diese bezieht sich auf den Fall, wo ihre Verbindung mit ihren centrifugalen Nerven intact geblieben ist. Dass in diesem Falle das in den Geweben Empfundene nicht zum Bewusstsein gelangt, ist etwas Anderes, und folgt aus der Natur der Sache. Jedoch müssen wir bedenken, dass ein bestimmter Unterschied festgehalten werden muss zwischen Empfindung im Allgemeinen und Empfindung mit Bewusstsein; das lehrt uns vor allen Dingen die Reflexfunction. Gewiss empfindet hier die centripetale Nervenröhre den Impuls durch die Reizung, welche die Gewebe erleiden, aus denen sie hervorgeht, und sie pflanzt ihn fort bis zu dem Punkte, wo sie ihn dem centrifugalen Nerven mittheilt, gleichviel, ob nach dem Gesetze der Contiguität oder der Continuität.

Die durch den Reflexreiz mittelst der centripetalen Nervenelemente angeregte Thätigkeit der centrifugalen Nerven, und dieselbe Thätigkeit, wenn sie auf direkte Reizung dieser centrifugalen Nerven erfolgt, beweist nichts anders, als dass der centrifugale Nerv den Insult empfand, welcher sein ferneres Verhalten bestimmt. Aber die Empfindung, welche er haben musste, kam nicht zum Bewusstsein; denn die Richtung seiner Action ist der zum Bewusstsein entgegengesetzt; sie verliert sich in den Geweben seines Wirkungsgebietes, uud entladet sich als Bewegung.

Es ist einleuchtend, dass eine so veränderte Auffassung nicht ohne weitere Folgen sein kann. Was zuerst die Endigung der Nerven betrifft, so wird hiedurch die Ansa terminalis zu einem Postulat, welches die Anatomie festzustellen die Aufgabe hat, wenn sie es noch nicht als bewiesen annimmt. Die Gewebe empfinden; die Nerven, welche den Geweben die Fähigkeit zu empfinden mittheilen, sollen in diesen Geweben enden, verschwinden. In denselben Geweben aber, in unmittelbarster Nähe des Punktes, wo die centrifugalen Nerven enden sollen, entspringen, ohne sie zu berühren, andre, centripetale Nerven, welche das in den Geweben Empfundene dem Gehirn mittheilen. Diese Nerven aber können nicht im Gehirn oder Rückenmark entspringen; sie können sich nur in das Gehirn ergiessen, in dasselbe ausmünden; sie müssen also in den Geweben selbständig entspringen. Und doch sind diese centripetalen Nerven jenen centrifugalen, die direkt aus dem Gehirn entspringen, so ähnlich, wie ein Ei dem andern, so dass die Histologie mit aller ihrer Schärfe der Beobachtung keinen Formunterschied zwischen ihnen aufzufinden im Stande war. Die Inconvenienzen, welche aus dieser Auffassung entspringen, sind beseitigt, wenn der centrifugale Nerv in den centripetalen übergeht, dieser also eine unmittelbare Fortsetzung von jenem ist, wie die Vene die Fortsetzung der Arterie.

Eine zweite Folge ist die, dass wir genöthigt sind, die Empfindungsfähigkeit als eine allgemeine Fähigkeit aller Gewebe des Organismus anzusehen, welche von dem cerebrospinalen peripherischen Nervensystem Zweige erhalten. Diese Fähigkeit ist nicht, wie das Gesicht, das Gehör, der Geruch und der Geschmack an umschriebene Gebilde geknüpft, welchen die Physiologie den Namen der Sinnesorgane gegeben hat. Dennoch zählt die Physiologie die Fähigkeit zu empfinden als den fünften Sinn, und die Oberhaut als ein Sinnesorgan auf. Aber wenn auch in einigen höhern Thieren, namentlich im Menschen, die Oberhaut durch ihren Bau in höherm Grade der Empfindung fähig ist, als die übrigen Gewebe, wenn auch die Finger des Menschen zum Tasten vorzugsweise geeignet sind, so ist doch darum der Mensch nicht berechtigt, seine Oberhaut ein Sinnesorgan, die Extremitäten seiner Gliedmassen Tastorgane zu nennen, während die Pachydermen z. *B.*, die Vögel, die gepanzerten Amphibien und die Schuppenfische eine Haut besitzen, die durch aufgelegte Decken vor der Berührung mit der Aussenwelt geschützt ist, deren Einwirkung auf ihren Organismus sie zu empfinden die Aufgabe hätte, wenn sie die Bedeutung eines Sinnesorgans haben sollte. Und die Endigungen ihrer Extremitäten wird gewiss Niemand für Tastorgane anzusehen geneigt sein, zu denen sie das gerade Gegentheil bilden. Oder soll in diesem Fall die vergleichende Anatomie, die für ihre Lehren in der Physiologie eine so bereitwillige Verwerthung findet, ausnahmsweise irrelevant sein? die Haut ist kein Sinnesorgan, und die Empfindungsfähigkeit kein Sinn in der Bedeutung wie der Sinn des Gesichts und Gehörs, des Geruchs und Geschmacks.

Wir haben bisher die Sinnesnerven und die Sinnesorgane von unserer Betrachtung ausgeschlossen, um vorläufig ein Moment aus dem Spiele zu lassen, welches in die Lehre von den Functionen des Nervensystems eine grosse Verlegenheit gebracht hat. Aus unsern bisherigen Erörterungen geht hervor, dass die Wirkung des centrifugalen Nervensystems und seiner Fortsetzung, des centripetalen, überall eine gleichartige ist; jenes erhält in den Geweben die Fähigkeit, sich auf einen verstärkten Nervenimpuls in geradem Verhältniss zu der Anordnung und zum Charakter ihrer constitutiven Elemente zu contrahiren, und theilt den Geweben ihre Fähigkeit zu empfinden mit. Diese Fähigkeit ist in allen Geweben qualitativ gleich, aber quantitativ verschieden; aus allen führt also der centripetale Nerv qualitativ gleiche, quantitativ verschiedene Eindrücke zum centralen Nervensystem. Die Eindrücke aber, welche aus den Sinnesorganen zum centralen Nervensystem kommen, sind Eindrücke ganz verschiedener Art, von specifischem Charakter, wie kein Punkt des Organismus ausser ihnen sie empfinden und wiedergeben kann. Diese specifischen Empfindungen, welche vier specifische Einwirkungsarten der Aussenwelt aufzunehmen und dem Gehirn mitzutheilen vermögen, können unmöglich in jene allgemeine Empfindungsfähigkeit, als gleichartige Gruppen derselben, eintreten, zumal da sie ausser ihrer specifischen Leistungsfähigkeit dieselbe Fähigkeit besitzen zu empfinden und sich zu bewegen, wie die übrigen Theile des Organismus. Dagegen empfindet das Gehirn nur durch das Auge das Lichtbild der Aussenwelt, nur durch das Ohr den Schall, durch das Geruchs- und Geschmacksorgan den Geruch und Geschmack gasförmiger und tropfbarflüssiger Substanzen. Es dürfte daher näher liegen, für diese vier Organe mit specifischer Leistung, und speciell für ihre Nerven einen besondern Gesichtspunkt zu suchen, als um dieser vier streng begränzter Fähigkeiten willen die Lehre vom ganzen Nervensystem, welche an sich so einfach ist, in eine Auffassungsweise zu drängen, welche schwerlich einem unbefangenen Blicke genügen kann. Diesen Gesichtspunkt zu finden, scheint aber nicht so schwierig zu sein, da uns die Anatomie und Entwicklungsgeschichte in einer Weise zu Hülfe kommt, die wenig zu wünschen übrig lässt. Denn Angesichts der Entwicklungsgeschichte, welche die Retina als einen Theil des Gehirns nachweist, Angesichts der Histologie, die eine Structur der Retina zeigt, die an alles Mögliche, nur nicht annähernd an die, allen übrigen cerebrospinalen Nerven eigne peripherische Verbreitungsweise erinnert, ist es unmöglich, den Opticus als einen centrifugalen Gehirnnerven, und die Retina als seine Endausbreitung anzusehen. Die Retina ist das Gehirn des Auges, der Opticus die Bahn, welche die beiden Gehirne verbindet. — Ganz ebenso verhält es sich mit dem Gehörnerven; auch die Verbreitung des Acusticus im Gehörorgan ist, wie die Entwicklungsgeschichte lehrt, ein Theil des Gehirns, und nicht die peripherische Verbreitung eines centrifugalen Acusticus; dieser ist die Bahn, welche die beiden Gehirne in Verbindung setzt.

Diese Verhältnisse sind nun zwar für die beiden höhern Sinnesorgane leicht nachweisbar; wollten wir sie aber auch auf die Organe und Nerven des Geruchs und Geschmacks übertragen, so würden wir in Verlegenheit kommen. Hier walten ganz verschiedene Umstände ob, und diese nöthigen uns, die vier Sinnesorgane in zwei Gruppen zu theilen, und die erste Gruppe, Gesicht und Gehör, also die beiden physikalischen Sinne, der animalen Sphäre, ihre Nerven aber dem cerebrospinalen Nervensystem zuzuweisen, während die zweite, die Gruppe der beiden chemischen Sinne, Geruch und Geschmack, sich an die organische Sphäre, ihre Nerven an das sympathische Nervensystem anreihen. Wir werden auf die letztern zurückkommen.

Von der Fähigkeit zu specifischen Leistungen, welche dem centralen Nervensystem zukäme, wissen wir wenig. Dass das Gehirn, unter der mächtigen Mitwirkung des arteriellen Blutstroms, der Ausgangspunkt der psychischen Actionen ist, dass es der Substanzencomplex ist, von welchem aus alle centrifugalen Actionen der animalen Sphäre, die stetigen sowohl, als die vorübergehend gesteigerten, beherrscht und unterhalten werden; in welchen die centripetalen Nerven mit ihrer Substanz und mit den Eindrücken einmünden, welche sie aus den Geweben mitbringen: das ist theils unbestritten, theils folgt es aus unsrer obigen Entwicklung. Trotz der einheitlichen Wirkung aber, welche das Gehirn in seiner Verbindung mit dem Rückenmarke auszuüben scheint, ist es constatirt, dass es kein einheitliches Organ, sondern nur ein Aggregat aus vielen Einzelelementen ist, welche zum grossen Theil ihre Selbständigkeit im centralen Nervensystem bewahren. Theile des Gehirns können zerstört sein; die Folgen davon werden nur in den Regionen des Organismus wahrgenommen, deren Nerven mit dem lädirten Centraltheil in unmittelbarer Verbindung stehen; doch dauern die peripherischen und centralen Actionen in den nicht zerstörten Hirntheilen und ihrem peripherischen Nervengebiet unverändert fort. Aus allen einschlägigen Erfahrungen folgt, dass jeder peripherische Nerv im Gehirn einen umschriebenen Rayon findet, von wo seine centrifugalen Fäden ausgehen, wo seine centripetalen einmünden. Und an diesen Punkten scheint sich nicht bloss ein vorübergehender Einfluss der centripetalen Wirkung, sondern ein dauernder Effect zu bilden, den wir als das Wesen des Gedächtnisses aufzufassen berechtigt sind. Besondere Umstände scheinen sogar für die Möglichkeit zu sprechen, dass von hier die Erscheinung ausgeht, welche die Physiologie die Projection der Empfindung nennt, von welcher das auffallendste Beispiel eben die früher erwähnten Empfindungen in der Gegend amputirter Gliedmassen sind.

Wenn aber das centrale Nervensystem aus einer Menge einzelner Elemente besteht, welche in demselben ihre Selbständigkeit behaupten, so würde es auffallend erscheinen, dass sie alle dennoch eine gleichmässige stetige Gesammtwirkung ausüben, die nur durch accessorische Ursachen unterbrochen wird, wenn uns nicht in der universellen, gleichmässigen, stetigen Einwirkung des arteriellen Blutstroms auf das Hirnmark, der Schlüssel zur Erklärung dieser Erscheinungen geboten wäre. Dieser arterielle Blutstrom ist es, welcher dem Gehirn seinen einheitlichen, ich möchte sagen, souveränen Charakter, dem peripherischen Nervensystem gegenüber, zu geben scheint.

Vom Rückenmark speciell kennen wir keine selbständige Function, wenn wir nicht seine Betheiligung bei der Reflexaction als eine solche ansehen wollen. Die Erscheinungen dieser Action sind bekannt, und die Erfahrungen, wonach das Rückenmark bei der überwiegenden Mehrzahl der einzelnen Reflexbewegungen wesentlich betheiligt ist, gestatten keinen Zweifel. Jedoch liegen auf der andern Seite auch wieder genug Erfahrungen vor, welche beweisen, dass bei Reflexbewegungen in beschränkten Bezirken das Rückenmark nicht nothwendig mitwirken muss. Zu diesen Erfahrungen scheint auch die paradoxe Zuckung Dubois-Reymond's zu gehören, welche ihr Urheber allerdings anders versteht. Doch glauben wir nicht, dass derselbe die Muskelnerven mit Recht als ausschliesslich centrifugale ansehen darf, wie sich aus den eben entwickelten Motiven ergiebt. — Ob psychische Actionen im Rückenmark auftreten, ist eben so ungewiss, wie alle übrigen Vermuthungen, die man über die Function des Rückenmarks haben könnte.

Durch das cerebrospinale Nervensystem werden die übrigen Bestandtheile der animalen Sphäre bestimmt, Bewegungserscheinungen auszuführen. Aber der Muskel bewegt im lebenden Organismus das Skelett nicht, wenn er nicht durch Nerveneinfluss dazu bestimmt wird. Zwar ist als gewiss anzunehmen, dass ausser von dem Nerven im Muskel auch durch andere „Reize" die Contraction seiner histologischen Elemente hervorgerufen werden kann. Aber diese Erscheinung kann nicht befremden, und giebt keinen Grund ab, dem Muskel selbständige Leistungsfähigkeit zuzuschreiben. Sie ist ein physikalisches, aus den Eigenschaften der Muskelelemente leicht erklärliches Phaenomen. Der Muskel bestimmt sich nicht selbst zu diesen Contractionen, sondern unter normalen Verhältnissen der Nerv, und nur im Experiment seine Insultirung durch irgend ein anderes Medium. Zwar giebt es einen Muskel, welcher seinem histologischen Bau nach zur animalen Sphäre gerechnet werden muss, und unzweifelhaft auch unter der Herrschaft cerebrospinaler Nerven steht, in welchem nach seiner Isolirung von allem Zusammenhang mit der animalen Sphäre Bewegungen auftreten, welche von der, aller übrigen Muskeln dieser Sphäre abweichen. Ich meine das Zwergfell und seine rhythmischen

Contractionen. Wo solche Bewegungen erscheinen, da haben wir nicht nöthig, irgend eine Supposition zur Erklärung zu Hülfe zu nehmen, sondern nur die empirisch sichere Thatsache zu beachten, dass auch sympathische Nervenelemente vorhanden sind, welche als die Motive dieser Bewegungen angesehen werden müssen; über ihre Bedeutung werden wir uns demnächst erklären. Eine ganz ähnliche Bewandniss hat es mit den Bewegungen der Iris, die ebensowohl von cerebrospinalen als von sympathischen Elementen versorgt wird.

Aber nicht bloss der Muskel contrahirt sich unter Nerveneinfluss, sondern alle contractilen Gewebe, welche von cerebrospinalen Nerven influirt werden. Hieher gehören namentlich die contractilen Gewebe der Haut. Doch ist hier vermöge der Anordnung ihrer histologischen Elemente nur eine unvollkommne, in einzelnen Erscheinungen hervortretende Contraction möglich. Beim Menschen werden ihre Gewebe vorzugsweise mit Empfindungsfähigkeit vom cerebrospinalen Nervensystem ausgestattet, während sie zugleich als ein integrirender Theil der organischen Sphäre angesehen werden muss.

Dem Knochen hat noch Niemand selbständige Leistungsfähigkeit zugeschrieben.

Es bedarf nach dem Bisherigen keiner Gründe weiter, warum ich in der animalen Sphäre nur dem cerebrospinalen Nervensystem, und bestimmter noch, nur den Form-Elementen dieses Systems einen *activen* Charakter vindicire, während die übrigen Bestandtheile derselben als *passive* Gebilde angesehen werden müssen. Die chemischen Eigenschaften des Markes, der Muskeln, Knochen haben ihren unbestrittenen Antheil an den Erfolgen, welche die selbständige Leistungsfähigkeit der Nerven mit ihnen erreicht; aber diese selbst hängt von keiner chemischen oder physikalischen Eigenschaft ihrer Gewebe ab; sie ist eine Thatsache, die keine naturhistorische Erklärung zulässt. Sie muss, da kein Ding die Ursache seiner selbst ist, dem Organismus in dem Act seiner Bildung als ein integrirendes Moment zu Theil geworden sein, und zwar von den Substanzen aus, welche seinen ersten Anfang, seinen Keim ausmachen, von dem weiter die Rede sein wird.

Es bedarf hiernach auch keiner Erläuterung, warum ich dem Begriff der Reizbarkeit, wie ihn Haller in die Physiologie eingeführt hat, nur eine historische Bedeutung zugestehe. In dieser Sphäre tritt er ohne Weiteres in den Hintergrund; in der organischen ist sein eigentlicher Ursprung zu suchen, und es bedarf erst der ganzen Uebersicht der dort auftretenden Verhältnisse, um ihn auch von dort zu beseitigen. Sowie active und passive Elemente unterschieden werden, und in der einen wie in der andern Sphäre das System der Substanzen und ihrer Bewegung zur Anerkennung gelangt, muss dieser Begriff verlassen werden.

Die organische Sphäre.

Während wir die animale Sphäre gewissermassen als identisch mit dem Individuum selbst betrachten können, müssen wir die organische als das Supplement derselben ansehen, welches theils ihre Leistungsfähigkeit unterstützt und ihre Integrität unterhält, und theils die Neubildung gleichartiger Individuen ermöglicht.

Soweit sie das Supplement für die Leistungsfähigkeit der animalen Sphäre ausmacht, und für die Erhaltung des Individuums wirksam ist, bildet sie die vegetative Sphäre oder die organische im engern Sinne; soweit sie aber die Erhaltung der Gattung realisirt, bildet sie eine zweite Gruppe, die generative oder sexuelle Sphäre. Beide Gruppen unterscheiden sich in ihren specifischen Erfolgen so wesentlich von einander, dass wir, wenn wir nur diese Rücksicht nähmen, jede für sich als eine selbständige Sphäre anzusehen berechtigt wären. Weil aber beide zusammen in Thätigkeit gesetzt werden durch Theile eines Primum movens, welches als Einheit angesehen, und so bei der Construction der Lebenskraft verwendet werden muss, so sind wir principiell genöthigt diese beiden Gruppen als Eine Sphäre zu betrachten, welche das Wirkungsgebiet ihres gemeinschaftlichen Primum movens ausmacht.

Die Deck- und Zwischengewebe beider Gruppen erkennen wir als solche an; aber ihre genauere Betrachtung hat hier für uns kein Interesse.

Während die animale Sphäre ein symmetrisches Ganzes darstellt, in welchem sich das System seiner Elemente leicht und sicher erkennen lässt, stellt die organische eine Sammlung der verschiedenartigsten Substanz-Complexe dar, deren jeder für sich mehr oder weniger den Eindruck eines Ganzen macht; deren Zusammenwirken zu einem einzigen Schlusserfolge aber weit entfernt ist, in die Augen zu fallen, sondern erst durch sorgfältige Combinationen constatirt werden muss.

Die Masse der organischen Sphäre ist gering gegen die Masse der animalen. Sie ist, während jene das ganze Individuum zu bilden scheint, dem Blick völlig entzogen, sie ist eingeschlossen mit ihren Organen in Höhlen, welche die animale Sphäre bildet; und mit den übrigen Elementen, welche zu ihr zu zählen sind, mit den sympathischen Nervenfäden, mit den Blut- und Lymphgefässen und mit der grossen Menge ihrer drüsigen Gebilde, durchsetzt sie nach jeder Richtung hin den ganzen Organismus.

Die vegetative Sphäre.

Die Gebilde, welche diese Sphäre ausmachen, sind hinlänglich bekannt; sie bilden den Rest des Organismus, mit Ausnahme der sexuellen Organe. Die wichtigsten Theile derselben sind der Verdauungskanal, die Leber, das Pankreas, die Milz, die Schilddrüse, das Herz mit dem System der Blut- und Lymphgefässe, die Lungen, das uropöetische System, die Drüsen der Oberhaut, beim weiblichen Geschlecht die Brustdrüsen, die Deck- und Zwischengewebe dieser Theile. Das Blut ist eine

Flüssigkeit, durch welche die organische Sphäre den bedeutendsten Theil ihrer Erfolge erreicht.

Die Lebenserscheinungen, welche sich auf die vegetative Sphäre beziehen, lassen sich, wie die in der animalen, von einem zweifachen Standpunkt betrachten: 1) als einzelne, an jedem einzelnen Organ vorkommende; 2) in ihrer Combination, ihrer Beziehung untereinander und zum Ganzen.

In erster Beziehung laufen die Vorgänge an den einzelnen Organen, soweit sie die unmittelbare Beobachtung zulassen, abgesehen von den Erfolgen, welche sie durch ihre chemischen Charaktere erreichen, schliesslich hinaus auf Bewegung und Empfindung. Die Bewegung ist am auffallendsten am Herzen und am Darmkanal; dann an einzelnen Theilen der uropöetischen Organe, an den Ausführungsgängen der Lungen, der Leber und der Speicheldrüsen. Empfindung, die auch zum Bewusstsein kommt, ist mehr oder minder an allen Theilen der organischen Sphäre beobachtet worden.

Die Vorgänge in dieser Sphäre, in ihrer Combination und in ihrem Einfluss auf das Ganze, werden im Allgemeinen anerkannt. als: Aufnahme von Nahrungsmitteln, Verdauung derselben, Blutbereitung, Blutbewegung, Ernährung, Ausscheidung verbrauchter Gewebe- und Blut-Bestandtheile.

Das sympathische Nervensystem.

Wenn an jedem einzelnen Organ der vegetativen Sphäre Bewegung und Empfindung vorkommt, so ist es an sich schon wahrscheinlich, dass sie auch hier durch Nerveneinfluss motivirt wird, wenn sich in ihr Nerven finden. Dass sich aber Nervenelemente reichlich in der organischen Sphäre vorfinden, ist bekannt; aber die Causalverbindung zwischen den Bewegungserscheinungen in dieser Sphäre und den Nerven ist nicht mit derselben Sicherheit nachzuweisen, wie in der animalen.

Die Nerven der organischen Sphäre bilden ein eigenes, als

verschieden vom cerebrospinalen allgemein anerkanntes Nervensystem, das des Sympathicus. Dies System bietet der Untersuchung viel grössere Schwierigkeiten dar, wie jenes; und zwar um so mehr, als sich die Elemente beider an ausserordentlich zahlreichen Punkten mit einander vermengen. Daher ist es unmöglich die anatomischen Gränzen des Sympathicus zu bestimmen, wie auch sein Anfang und sein Ende unbekannt ist. Der herrschenden Annahme entgegen, glaube ich auch den grössten Theil des Vagus diesem System zurechnen zu müssen. Seine Verbindung mit den Organen der vegetativen Sphäre, die Art dieser Verbindung mit ihnen, seine Plexusbildungen, der Charakter seiner histologischen Elemente, scheinen keinen Zweifel zu gestatten, dass der Vagus, mit Ausnahme der laryngeischen Nerven, kein Hirnnerv, sondern ein integrirender Theil des Sympathicus sei, welcher sich in einem Theil seines Verlaufs mit einem Hirnnerven in Eine Bahn zusammenlagert. Es ist kein einziges physiologisches Experiment bekannt, welches den, mit Lunge, Herz und Magen verbundenen Vagusportionen die Bedeutung eines cerebrospinalen Nerven vindicirte.

Die Gruppen, in welche sich die Elemente des sympathischen Nerven theilen lassen, sind willkürlich. Am bestimmtesten theilt sich das, was der wissenschaftliche Sprachgebrauch Sympathicus genannt hat, in den Gränzstrang, in die Ganglien, in die Nervenzweige und Geflechte ausserhalb der Organe und in die Nervenelemente innerhalb der Gewebe der Organe.

Die histologischen Bestandtheile der sympathischen Nerven sind wesentlich dieselben wie die der cerebrospinalen, nur sind seine Primitivröhren schmaler und feiner wie in jenem System, und die Ganglienkörper finden sich viel häufiger in seinem Verlauf wie dort. Auch eine Theilung der sympathischen Primitivfasern, wie an den animalen hat die Histologie gefunden.

Wir bemerken auch an den sympathischen Nervenelementen den wichtigen Gegensatz zwischen Nervenröhre und Inhalt, doch tritt an ihnen dieser Unterschied nicht so deutlich hervor, wie bei den animalen Nerven. Dasselbe soll vom Axencylinder gelten. — Die Ganglien bilden Complexe von schmalen und breiten Nervenröhren, von Ganglienkugeln, die derberen Gefüges wie die cerebralen sind, und bald nachweislich mit Nervenröhren zusammenhängen, bald nicht; ferner von Bindegewebsfasern in grosser Menge, welche hauptsächlich die Masse der Ganglien constituiren. Ob die Remak'schen Fasern als besondere Nervenelemente zu betrachten sind, darüber sind sich die Histologen nicht einig.

Die Ganglien sind weder in den verschiedenen Individuen constant, noch ihre Gestalt in demselben Individuum unveränderlich. An den in der Substanz der Organe dieser Sphäre gefundenen Ganglien sind keine besondern histologischen Eigenthümlichkeiten nachgewiesen worden.

Ueber die Leistungsfähigkeit des Sympathicus giebt die direkte Beobachtung wegen der Schwierigkeit der Untersuchung keine genügende Aufklärung. Die Anhaltspunkte, welche sich in der animalen Sphäre finden, fehlen hier; ein Centrum ist nicht vorhanden; das, was als ein solches angesehen worden ist, muss anders gedeutet werden. Statt einfacher Bahnen mit einfachen Vertheilungen wie dort, haben wir hier die unregelmässigsten Complexe von Nervenelementen, welche weder in den Ganglien constante Massen und Formen darstellen, noch in den Geflechten. Auch das physiologische Experiment gewährt keinen positiven Aufschluss.

Für die Bedeutung der Nervenröhre und ihres Inhalts haben wir hier kaum die Beweiskraft der oben entwickelten Gründe. Und wenn auch wohl hier und da ein positiver Erfolg, z. B. die verstärkte oder gehemmte Bewegung in einem Organ dieser Sphäre nach Reizung eines Punktes im Gehirn oder Gränzstrang oder in einer sympathischen Nervenbahn eintritt, ja wenn aus diesen Beobachtungen mit Wahrscheinlichkeit hervorgeht, dass eine gewisse Reihenfolge besteht, in welcher die sympathischen Nervengruppen und der Gränzstrang mit einander verbunden sind, so sind alle bekannten Experimente dieser Art, welche dies constatiren, unbedeutend gegen die überwiegend wichtige Thatsache, dass die Organe dieser Sphäre, für welche Bewegung charakteristisch ist, noch lange nach der Trennung von allen Nervenbahnen und Ganglien des cerebrospinalen und des sympathischen Nervensystems, mit denen sie in Verbindung stehn, ohne irgend einen accessorischen Reiz ihre charakteristischen Bewegungen fortsetzen.

In dieser Beziehung würde also jede Analogie mit den Verhältnissen in der animalen Sphäre aufhören, wo der Muskel, dessen Nerv durchschnitten ist, ohne accessorischen Reiz unthätig wird von dem Moment der Durchschneidung an. Nehmen wir noch hinzu, dass wir weder über die Erfolge, die den Ganglien, noch über die, welche dem Gränzstrange zugeschrieben werden könnten, irgend etwas Bestimmtes wissen, so dürften wir fast Grund haben zu behaupten, dass die Nervenelemente der vegetativen Sphäre keinen Einfluss auf ihr Bewegungs- und Empfindungsvermögen haben können.

Indessen die anatomischen Charaktere der sympathischen Nerven stimmen im Wesentlichen so ganz mit denen der animalen Nerven überein; organische und animale Nerven vermischen sich mit ihren Elementen gegenseitig so innig, dass sie in dieser Mischung nur durch genaue Beobachtung von einander zu unterscheiden sind, und dass man schon deshalb an ihre Homogenität glauben muss; die Bewegungs- und Empfindungserscheinungen in der organischen Sphäre an den einzelnen Organen sind denen in der animalen wesentlich ähnlich, ja selbst Aequivalente der psychischen Actionen treten in der vegetativen Sphäre auf, welche man mit den Nervenelementen zu combiniren gewohnt und berechtigt ist; so dass es unter allen Umständen nothwendig erscheint, trotz aller oben entwickelten Bedenken den sympathischen Nerven als das eigentliche Nervensystem dieser Sphäre anzusehen. Als solches muss es auch das Primum movens der Substanzcomplexe sein, an welchen in der vegetativen Sphäre Bewegung und Empfindung auftritt.

Jedoch werden wir, wenn wir nicht alle Thatsachen missachten wollen, genöthigt sein, eine andre Anordnung seiner Elemente zu den vegetativen Geweben anzuerkennen, als die der cerebrospinalen Nerven zu den animalen Geweben, soweit sie uns bekannt ist. Fragen wir aber: wie? so müssen wir uns bescheiden nur den negativen Satz sicher zu haben: dass nicht diejenigen Nervenelemente, welche sich zu den Organen dieser Sphäre peripherisch verhalten, ihnen das Motiv zur Bewegung und Empfindung mittheilen oder zuführen. Das beweist die Fortdauer ihrer charakteristischen Bewegungen nach ihrer völligen Isolirung von den ausserhalb ihrer Substanz gelegenen Nervenmassen. Als wahrscheinlich aber müssen wir folgende Sätze anerkennen:

1) Innerhalb der Gewebe, welche die organische Sphäre constituiren, liegen die selbständig leistungsfähigen Elemente des sympathischen Nerven, welche in diesen Geweben Bewegung und Empfindung veranlassen.

2) Da sie in keinem Zusammenhange mit irgend einem Gebilde stehen, welches ihr Centralorgan im geläufigen Sinne des Worts genannt werden könnte, so muss hier von einem ähnlichen Verhältniss, wie in der animalen Sphäre gänzlich abgesehen werden. Der Sympathicus muss mit unendlich vielen Wurzeln, deren jede auf unbekannte Weise den Geweben, in welchen sie liegt, die Fähigkeit sich zu bewegen und zu empfinden mittheilt, in allen Geweben der organischen Sphäre entspringen.

3) Waren wir dort zu der Annahme gedrängt, dass die Röhren durch ihren Inhalt auf die Gewebe wirken, dass die Membran der Ganglienkörper mit den Nervenröhren principiell identisch ist; so müssen wir auch hier ein ähnliches Verhältniss annehmen, ohne dass wir im Stande wären, an ihnen die schwierige Frage empirisch weiter zu verfolgen.

4) Die Bewegungen des ausgeschnittenen Darms und Herzens zeigen, dass die Leistungsfähigkeit der Nervenelemente in den Geweben der organischen Sphäre eine bedeutende ist und zwar eine relativ viel grössere, als die der animalen Nerven; denn während letztere nach ihrer Isolirung vom Centralorgan und vom Blutstrom eines accessorischen Impulses bedürfen, um ihre Wirkung wieder aufzunehmen, bedarf das sympathische Nervenelement weder des Blutstroms noch eines accessorischen

Impulses, um die Bewegung in seinem Wirkungsgebiete eine geraume Zeit lang zu unterhalten. Namentlich auch im Schlafe zeigt sich dieser Unterschied in der Leistungsfähigkeit beider Sphären in auffallender Weise. Im Schlafe ruht die animale Sphäre ganz; alle zu ihr ressortirenden Lebenserscheinungen sind hier nur in der Anlage vorhanden; ihre Leistungsfähigkeit dauert fort; von ihren Leistungen selbst aber nur die respiratorische Reflexaction. Die organische Sphäre setzt alle ihre Leistungen ununterbrochen fort, ohne dass eine wesentliche Differenz zwischen derselben im Schlaf und im Wachen bemerklich wäre.

5) Wir müssen ferner annehmen, dass die sympathischen Nerven, nachdem sie in den Geweben ihres Wirkungsgebietes diese Wirkung ausgeübt haben, diese Gewebe verlassen, und durch Bahnen, welche wir als sympathische Nerven und Nervengeflechte kennen, sich mit dem Gränzstrang, und endlich mit dem cerebrospinalen Nervencentrum verbinden, an Stellen, die von der Anatomie in grosser Zahl nachgewiesen werden.

6) Wir sind hierdurch zugleich zu dem Schlusse gedrängt, dass die bekannten sympathischen Nervengeflechte, welche ausserhalb der Gewebe der vegetativen Organe liegen, von den Geweben der vegetativen Sphäre aus gerechnet, einzig und allein eine centrifugale, in Beziehung zu dem centralen Nervensystem der animalen Sphäre eine centripetale Richtung haben. Der Umstand, dass sich die sympathischen Nervenelemente hauptsächlich in den hintern Rückenmarkswurzeln finden, scheint einen anatomischen Belag für diese Ansicht zu gewähren.

Während man so aus ihrer Wirkung auf die Nervenelemente, welche innerhalb der Gewebe der vegetativen Sphäre die bekannten Bewegungen ausführen müssen, mit einem nicht geringen Grade von Wahrscheinlichkeit zu schliessen berechtigt ist, obgleich die Anatomie nur Fragmente von ihnen nachzuweisen im Stande war; kann man die unbekannte Wirkung der anatomisch bekannten sympathischen Nervenelemente nur aus dieser bisher entwickelten Sachlage mit eben so grosser Wahrscheinlichkeit folgern. Verhält es sich so, wie wir behaupten, so müssen sich die sympathischen Nerven ausserhalb der Organe ihres Wirkungsgebietes ungefähr ebenso verhalten, wie die centripetalen Nerven der animalen Sphäre. Ob sie selbst empfinden, ist wenn auch wegen der Schwierigkeit der Verhältnisse, und namentlich wegen ihrer Mengung mit cerebrospinalen Nervenfasern, nicht mit mathematischer Sicherheit nachgewiesen, aber der Analogie nach als wahrscheinlich anzunehmen. Im Uebrigen dürfen wir ihnen die wichtige Aufgabe zugestehen: 1) die Empfindungen der organischen Sphäre durch das cerebrospinale Nervensystem zum Bewusstsein zu leiten, und 2) die Reflexreize auf die animale Sphäre zu übertragen, welche ebenso gewiss von der organischen Sphäre (z. B. im Act der Excretion des Stuhls und des Urins) ausgehen, als die Empfindung des Hungers.

Auf diese Weise würde sich der Ursprung des sympathischen Nerven nicht auf Einen Punkt, nicht auf Ein oder einige Centralorgane zurückführen lassen, sondern er muss überall gesucht werden, wo Gewebe der organischen Sphäre vorkommen. Während die animalen Nerven von Einem Centrum ausstrahlen, dann excentrisch auseinander gehen, sich endlich concentrisch wieder sammeln, und zu demselben Centrum zurückkehren, von wo sie ausgingen, liegen die Anfangspunkte des sympathischen Systems überall im Körper zerstreut, sammeln sich in unregelmässigen und unbeständigen Gruppen, die kaum den Eindruck einer concentrischen Einigung machen, vereinigen sich dann meist im Gränzstrang, und verbinden sich, durch diesen vermittelt, mit dem ihnen ursprünglich fremden Gebiet des cerebrospinalen Nervensystems.

Wenn die Wirkung des Nervensystems auf der Strömung des Nervenmarkes beruht, so muss auch der sympathische Nerv sein Contingent an Nervenmark zum Centralorgan liefern, dessen ferneres Schicksal freilich sich in dem grossen X verliert, welches allein noch als Ausdruck der centralen Nervenmassen und Erscheinungen angesehen werden kann.

Ueber die Ganglien ein Urtheil zu fällen, fehlen uns direkte

Motive. Doch für sicher halten wir das, dass den Ganglien kein positiver Eingriff von irgend einer Bedeutung in die Action des sympathischen Nervensystems als Ganzem zugestanden werden darf, am wenigsten eine Bedeutung von Centralorganen. Und wenn im Wirkungsgebiet des sympathischen Nervensystems eine Reihe von Aequivalenten der psychischen Actionen entsteht, so sind es am wenigsten die, ausserhalb der Organe und Gewebe dieser Sphäre liegenden Ganglien, welche hiebei als betheiligt angesprochen werden dürfen; sondern es müssen die Ursprungsstellen, oder richtiger vielleicht die Ursprungscentra seiner Elemente sein, in dem Sinne, wie wir sie als wahrscheinlich angedeutet haben.

Auf Grundlage dieser Erwägungen sehe ich es auch als naturgemäss an, dass die Nervenelemente, welche dem specifischen Perceptionsvermögen der beiden chemischen Sinne, dem Geruchs- und Geschmackssinne, zu Grunde liegen, der Kategorie des sympathischen Nervensystems vindicirt werden. Die animale Sphäre ist vorzugsweise das Gebiet der physikalischen, die vegetative vorzugsweise das der chemischen Erfolge. Jener schliessen sich die physikalischen, dieser die chemischen Sinne an. — Dies Princip, und der mit den sympathischen Nervenelementen übereinstimmende anatomische und physiologische Charakter der Sinnesnerven in Nase, Zunge und Gaumen, sind die Motive für diese Vermuthung.

Hiernach würden es also nicht die cerebrospinalen Nerven, der Olfactorius, der Glossopharyngeus und der Quintus sein, welche der Nase die Fähigkeit zu riechen, der Zunge und dem Gaumen die Fähigkeit zu schmecken, vom Gehirn aus mittheilen; sondern diese Fähigkeit würde ihnen von den sympathischen Nervenelementen mitgetheilt werden, welche mit formell unbekannten Ursprüngen in ihnen beginnen, und sich, theils wie der Olfactorius, unvermischt, theils, wie im Glossopharyngeus und Quintus, mit cerebrospinalen Nervenbahnen zusammengelagert, zum Gehirn begeben.

Es giebt noch eine Nervenformation, die uns die Histologie schon seit langer Zeit kennen gelehrt hat, deren Bedeutung noch dunkel ist. Dies sind die Vater'schen oder Paccinischen Körper und die mit ihnen zusammenhängenden Nerven. Ob sie zum sympathischen oder cerebrospinalen Nervensystem gehören, hat noch kein physiologisches Experiment ermitteln können.

Die Organe der vegetativen Sphäre.

In diesem Sinne ist uns das sympathische Nervensystem das Primum movens der vegetativen Sphäre. Dies System theilt den Geweben derselben das Motiv der Bewegung mit, durch welches sie für den Organismus ihre Bedeutung gewinnt, und die Fähigkeit zu empfinden. Diese Gewebe haben ihm gegenüber ebensowohl einen passiven Charakter, wie die Muskeln und das Skelett. Die Gewebe dieser Sphäre aber sind von so mannigfachem histologischen Charakter, und die Leistungen der Nerven in ihnen so auffallend, dass es nicht wundern darf, wenn in ihnen die Contractionen der contractilen Elemente zu formell andern Bewegungen ausschlagen, als in der animalen Sphäre. Da uns aber über Natur und Anordnung dieser Nervenelemente alle Aufklärung fehlt, ist es nutzlos die hievon abhängigen rhythmischen und peristaltischen Bewegungserscheinungen einer weitern Reflexion zu unterwerfen. Wir müssen an der generellen Thatsache festhalten: dass es Nervenelemente sind, welche die contractilen Gewebe der vegetativen Sphäre zu den Contractionen bestimmen, die der Anordnung der Gewebe und ihrer Elemente proportional sind; und dass dieselben Nervenelemente ihnen auch die Empfindungsfähigkeit mittheilen. Diese Gewebe sind in einer eigenthümlichen und von den animalen abweichenden Lage dadurch, dass sie der festen Punkte entbehren, auf welche sie ihre Wirkung stützen könnten, wie die animalen Muskeln auf das Skelett. Die Bewegungen welche sie ausführen, werden erst folgenreich, wenn ihnen das Aequivalent eines festen Punktes gegeben wird. Sie finden dies durch das Eintreten äusserer Lebensbedingungen in die Höhlen der Kanäle, welche ihre Substanz umschliesst; so der Darm durch die Nahrungsmittel unmittelbar, das Herz mittelbar durch das, aus den Nahrungsmitteln gebildete Blut, die Ausführungsgänge der Drüsen durch das Drüsensecret. Alle mit Sicherheit bekannten Bewegungen in dieser Sphäre beziehen sich unter normalen Verhältnissen auf die Fortbewegung flüssiger oder halbflüssiger Substanzen in ihren Höhlen; daher die ihrem Wesen nach wurmförmige Bewegung in der ganzen vegetativen Sphäre. Am meisten charakteristisch sehen wir diese Bewegungen am Herzen, am Darm, am uropöetischen Excretionsapparat und an den Ausführungsgängen der Drüsen; dahin gehören auch die Bronchien, wo die Bewegungen theils durch die Muskelschicht, theils durch ihr Flimmerepithelium realisirt werden; wenig oder gar nicht an der Substanz der Leber, der Lungen, der Nieren, der Milz und der übrigen Drüsen.

Rücksichtlich der Bewegungen des Darms und des Herzens haben wir noch einmal auf die Thatsache hinzuweisen, dass das ausgeschnittene Herz, der ausgeschnittene Darm, seine charakteristischen Bewegungen noch eine Zeit lang fortsetzt; dass also keine Rede davon sein kann, dass diese Organe den Nervenimpuls von irgendwo anders her erhalten könnten, als von Nerven, die in ihnen selbst liegen. Ueberdies müssten wir den Versuch als einen Anachronismus ansehen, jetzt noch die veraltete Behauptung, dass diese Organe vom cerebrospinalen Nervensystem aus innervirt werden, widerlegen zu wollen. Diejenigen, welche einen Einfluss des Gehirns auf das Herz durch den Vagus als Hirnnerven behaupten, lassen diesen Einfluss einen sensiblen sein. Ich glaube aber nachgewiesen zu haben, dass ein sensibler Nerv von dem Gewebe, von welchem aus er zum Gehirn geht, wohl etwas empfangen, dass er ihm aber nie etwas vom Gehirn bringen kann. Durch Hemmung der centripetalen Wirkung im Vagus kann also wohl ein Redundiren des in ihm Wirkenden oder Strömenden gegen seinen Ursprung zu, bewirkt werden, und dadurch kann auch eine Rückwirkung des zurückgedrängten Wirkungsmaterials auf die Gewebe an diesem Punkte entstehen, und damit zugleich auf die Wirkung der Nervenelemente in ihnen. Da aber vom Gehirn aus kein centrifugales Element constatirt ist, welches mit der Bahn des Vagus bis zum Herzen hin verliefe, so kann sich eine gehemmte Wirkung seiner centripetalen Elemente nur auf die sympathischen Nervengebilde überhaupt beziehen, welche im Herzen wirksam sind. Die im Weber-Budge'schen Versuche auftretenden Erscheinungen schliessen sich dieser Auffassung in allen Punkten an; Budge's spätere Versuche beweisen die centripetale, aber nicht die sensible Wirkung des Vagus. In dieser Hinsicht ist es völlig gleichgültig, ob wir den Vagus als eine centripetale Sammlung sympathischer, oder als eine Sammlung cerebrospinaler Nerven ansehen, die keine centrifugale Beimischung haben; in dem einen und dem andern Falle kann durch Einwirkungen des Galvanismus auf die Vagus-Bahn nur eine Hemmung seiner centripetalen Action herbeigeführt werden, welche auf seine im Herzen selbst liegenden motorischen Elemente zurückwirken und als momentane Erstarrung in Erscheinung treten kann.

Diese Ansicht von der Natur des Vagus und von dem Grunde der bekannten Erscheinungen nach seiner Reizung, findet einen interessanten Wahrscheinlichkeitsgrund mehr in den Erfahrungen Dubois-Reymond's bei ähnlicher elektrischer Reizung der splanchnischen Nerven, indem hiebei ganz analoge Erscheinungen im Darmkanal auftreten, wie bei jenen Vagus-Experimenten am Herzen.

Auch für die Portion des Vagus, die zum Magen treten soll, möchte es schwer sein nachzuweisen, dass sie motorische Elemente enthalte; denn der Umstand, dass durch Reizung dieser Portion Bewegungen an umschriebenen Stellen des Magens erregt werden, beweist es nicht, da Hemmung der centripetalen Wirkung ebensowohl abnorme Bewegungserscheinungen als Erstarrung herbeiführen kann. Selbst ob die oesophageischen und pharyngeischen Vagus-Portionen cerebrospinale, ob nicht auch sie sympathische sind, wie im Magen und im Herzen, dürfte die Frage sein, da sich dort gerade die Gewebselemente der vegetativen und animalen Sphäre mischen. Vom Vagus wird also wenig mehr als die beiden Laryngei der animalen Sphäre angehören.

Wenn man aus dem Mangel analoger motorischer Erscheinungen, wie in der animalen Sphäre nach Nervenreizung entstehen, bei Reizung des Vagus auf seine sensible Natur schloss, leitete man von daher auch die Berechtigung ab, die Empfindungsfähigkeit im Herzen, im Verdauungskanal und in den Lungen als eine Wirkung des Vagus anzusehen. Dieser Behauptung zu widersprechen, ist nach dem Bisherigen unnöthig; denn die Thatsache, dass die Empfindungsfähigkeit in den übrigen Geweben der organischen Sphäre, welche keine zweifelhafte Nervenelemente, sondern nur sympathische erhalten, von dem sympathischen Nerven abhängt, steht fest. Es ist also unnöthig, von zweifelhaften Nerven auf die Betheiligung des cerebrospinalen Nervensystems bei der Empfindung in der organischen Sphäre zu schliessen.

Auch Aequivalente psychischer Actionen, wie gesagt, finden sich in der vegetativen Sphäre, und es dürfte kaum zu gewagt sein, diese auf die sympathischen Nervenelemente in ihnen zu beziehen. Die unbestrittenste unter ihnen ist der Hunger, welcher in dem Gebiet des Verdauungskanals seinen Sitz hat. Ob, wie es wahrscheinlich ist, die Athemnoth hieher gehört und das Bedürfniss der Excretion von Stuhlgang und Urin, lassen wir dahin gestellt sein; ebenso, ob die Poësie und der Sprachgebrauch berechtigt waren, psychische Actionen ins Herz zu verlegen. Wir halten jedoch die Thatsache dieser Gefühle fest; gewiss ist, dass sie Gefühle sui generis sind, welche sich von den gewöhnlichen Empfindungen unterscheiden, und meines Dafürhaltens ist es wahrscheinlich, dass sie analoge Bedeutung haben, wie die psychischen Actionen in der animalen Sphäre.

Wir haben gesehen, dass übereinstimmend der organischen Sphäre die Fähigkeit zuerkannt wird, das Individuum, seine Integrität und Leistungsfähigkeit, sein Leben zu unterhalten. Der Unterschied zwischen activen und passiven Elementen, obgleich weniger objectiv nachweisbar, als in der animalen, ist auch hier unverkennbar; der sympathische Nerv allein hat einen activen

Charakter, alle übrigen Gewebe dieser Sphäre einen passiven. Mittelst der passiven Gewebe übt der sympathische Nerv Bewegungen aus; er theilt ihnen die Fähigkeit zu empfinden mit, und ist mit einiger Wahrscheinlichkeit auch als der Heerd einer Reihe psychischer Actionen zu betrachten.

Jedoch mittelst dieser combinirten Eigenschaften allein, kann der sympathische Nerv sowenig, als die Gewebe die Rolle spielen, welche ihnen zugeschrieben wird. Betrachten wir aber die Wirkung der Organe und Gewebe dieser Sphäre, so begegnen wir bei ihnen zunächst Einer Erscheinung, welche sich bisher uns noch nicht wesentlich bemerkbar machte, der Erscheinung nämlich, dass zur Erreichung der Erfolge in der vegetativen Sphäre, chemische Qualitäten ihrer Organe concurriren, und dazu eine conditio sine qua non sind. Wir sehen, dass 1) in stetiger Succession die Nahrungsmittel verändert werden durch die chemische Qualität des Verdauungskanals, der Leber und wesentlich durch die der Lungen, letztere vorläufig als solidarisch mit der atmosphärischen Luft aufgefasst. Wir sehen durch sie 2) die Blutflüssigkeit von den Beimischungen befreit werden, welche, wenn sie nicht entfernt würden, als Gifte auf den Organismus wirken würden. Dazu tragen bei: die Nieren, die Haut, wieder die Leber und vorzüglich die Lungen, so dass diese beiden letztern Organe einen wichtigen Theil der doppelten Aufgabe lösen: das arterielle Blut aus neuen Substanzen neu zu bilden; und es von den Schlacken zu säubern, die ihm theils bei der ersten Bereitung noch geblieben sind, die ihm theils bei seiner Verwerthung in solchem Maasse beigemischt wurden, dass es venös wird. —

Eine andre auffallende Thatsache ist die, dass die bewegende Wirkung der organischen Sphäre sich theils unmittelbar auf die äussern Lebensbedingungen des Menschen erstreckt, theils auf Substanzen, welche aus der Zusammensetzung des Organismus ausgeschieden sind. Unter jenen kommen in Betracht Wasser, Nahrungsmittel und die atmosphärische Luft. Was unter den ausgeschiedenen Substanzen zu verstehen ist, wird der Verfolg der Untersuchung zeigen.

Das Blut.

Combiniren wir diese Sätze mit den Thatsachen, dass die vegetative Sphäre Bewegungen ausführt, dass sie empfindet, dass sie die Empfindungen, welche zum Theil als niedere psychische Actionen zu betrachten sind, dem Ausgangspunkt der psychischen Actionen in der animalen Sphäre zuführt, so haben wir die ganze Bedeutung der vegetativen Sphäre vor uns. Sie empfindet das Bedürfniss der Stoffaufnahme, und theilt es der animalen Sphäre mit; diese führt ihr die Nahrungsmittel zu, die äussern Lebensbedingungen, welche jenem Bedürfniss Rechnung tragen. Diese verändert die vegetative Sphäre durch ihre Bewegung und durch ihre chemischen Qualitäten so, dass sie die Integrität der animalen Sphäre zu erhalten, und als Supplement ihrer Wirkung einzutreten geschickt werden. — Sie empfindet als Athembedürfniss, als Bedürfniss der Excretionen, die Nothwendigkeit, Substanzen aus dem Körper zu entfernen, welche die animale Sphäre beschweren, und ihre Wirkung beeinträchtigen. Sie weckt Reflexactionen in der animalen Sphäre, welche die Entfernung der Excretionsstoffe unterstützen. — In concreto dreht sich die Wirksamkeit der organischen Sphäre um

die Bereitung und um die Verwerthung des arteriellen Bluts.

Das arterielle Blut ist eine Flüssigkeit, welche im lebenden Organismus eine Rolle von hoher Bedeutung spielt. Sie tritt als Vermittlerin zwischen die Sphären des Organismus, welche, obgleich anatomisch innig mit einander verbunden, ohne dieselbe unfähig sein würden, ihre Leistungsfähigkeit zu erhalten und zu äussern. In allen verschiedenen Auffassungsweisen, welche dem Organismus zu Theil geworden sind, wird diese hervorragende Rolle des Blutes anerkannt. Nicht selten aber hat man bei der Würdigung des Bluts andere Punkte von Wichtigkeit im Organismus übersehen; gewiss ist, dass noch heute die Stellung, welche ihm zukommt, nicht übersichtlich festgestellt ist.

Das Blut ist eine Flüssigkeit, und hat als solche chemische

und physikalische Eigenschaften, es kann vermöge dieser Eigenschaften Wirkungen auf andere Substanzen ausüben, wenn es mit ihnen in die erforderliche Berührung gebracht wird. Aber das Blut als Ganzes, als Flüssigkeit, hat keine Fähigkeit zu selbständigen, von ihren Eigenschaften unabhängigen Leistungen.

Das Blut ist eine, aus verschiedenen Substanzen gemischte Flüssigkeit. Ihr Constituens ist Wasser, in welchem theils amorph, theils geformt, verschiedene Substanzen enthalten sind. Da es sich nur um die biologische Bedeutung des Blutes handelt, übergehen wir eine Aufzählung der Blutbestandtheile mit ihren naturhistorischen Charakteren, und knüpfen nur an Einen Bestandtheil desselben eine Erläuterung an, an die Blutkörperchen nämlich, welche mit den Vorgängen im lebenden Körper in einen Causalnexus gebracht worden sind, der das Verständniss des Lebens erschwert. Ich glaube dass folgende Sätze genügen werden, um die untergeordnete Bedeutung der Blutkörper zu beweisen:

Im Embryo lösen sich die ersten Blutkörper aus der festen Anlage des Herzens und der Blutgefässe ab (Koelliker).

Die ersten Blutkörper unterscheiden sich durch Nichts von den übrigen Zellen der Keimhaut (Reichert).

In den Vogelembryonen hält Remak nach ihrer Form für möglich, dass die farblosen Blutkörper Gefässwandzellen sind.

In verschiedenen Thierklassen sind die Blutkörper von verschiedener Gestalt. In manchen niedern Thieren, z. B. Arachniden, tragen die Blutkörper den Typus ihrer übrigen Gewebezellen.

Wenn sich nach Aderlässen oder anderen reichlichen Blutverlusten zuerst auch die Menge der Blutkörper vermindert, so ersetzt sie sich bald wieder.

Das Blut ist ursprünglich eine farblose Flüssigkeit ohne Blutkörper. Diese werden erst vom Organismus an das Blut abgegeben.

Im Venenblut ist durchweg eine absolut grössere Zahl von Blutkörpern enthalten, als im Arterienblut.

Dies sind die wichtigsten Gründe, aus welchen ich schliesse: dass die Blutkörper Bestandtheile der organischen

Gewebe sind, welche aus der Zusammensetzung der Gewebe in den Blutstrom übergingen.

Woher sie stammen, das ist eine Frage, deren Beantwortung für jetzt noch ihre Bedenken hat; doch scheint der Schlüssel zu diesem Räthsel in einer histologischen Beobachtung zu liegen. Es ist die, dass in verschiedenen Geweben, namentlich aber in der Leber, in der Milz, den Nieren, der Thyroidea, den Bronchialdrüsen, Bläschen gefunden worden sind, welche Ein bis zwanzig Blutkörper enthielten.

Dass die Blutkörper nicht aus Einem Organe abzuleiten sind, folgt daraus, dass sie sich in jeder Capillarität vermehren.

Die Blutkörper können sich nicht aus Lymphkörpern bilden; denn theils ist die Zahl der Lymphkörper so gering im Vergleich zu der der Blutkörper, dass davon abstrahirt werden muss; theils müsste dann das arterielle Blut mehr Lymphkörper enthalten als das venöse.

Die Blutkörper können als solche nicht zur Ernährung dienen; denn abgesehen davon, dass keine einzige Beobachtung existirt, welche dies bewiese, so giebt der Organismus selbst, welcher ernährt werden soll, diese Körper an den Blutstrom ab. Der Organismus ist ebenso wenig wie irgend ein anderes Ding, der Grund seiner selbst, oder producirt aus sich selbst die Mittel zu seiner Erhaltung. — Ausserdem wäre es schwer zu begreifen, warum dann das arterielle Blut weniger von diesem Ernährungsmaterial besitzt, als das venöse.

Ob alle Gewebsbestandtheile, welche nach ihrer Abnutzung in den Blutstrom übergehen, in den Geweben selbst zerfallen, und vorher die Gestalt von Blutkörpern annehmen, und ob dies die einzige Quelle derselben ist; ob ihre Bildung mit den Kernen zusammenhängt, mit welchen alle Capillargefässe besetzt sind; muss dahin gestellt bleiben. Dass aber der Act der Respiration derjenige ist, in welchem sie zerstört werden, folgt aus der Thatsache, dass das venöse Blut, selbst wenn es auf der Basis gleicher Volumina mit dem arteriellen verglichen wird, mehr Blutkörper enthält als das venöse.

Es existirt kein Grund anzunehmen, dass die Blutkörper irgend eine eigne Leistungsfähigkeit besitzen; dass sie autonome Zellen mit progressiver Tendenz sind; oder Organismen mit individuellem Leben, mit eigner Bewegungs- und Fortpflanzungsfähigkeit. Das Princip der Theilung der Zellen oder der endogenen Fortpflanzung findet in den Blutkörpern keinen Stützpunkt.

Die Blutkörper sind Bestandtheile der Gewebe, welche aus der Verbindung mit dem lebenden Organismus getrennt, in den Blutstrom übergegangen sind; sie sind ausgestossene, üsirte, verbrannte Gewebetheile, welche im Blut einen Macerationsprocess erleiden, so lange, bis sie amorph gelöst, als Bestandtheile der gas- und tropfbarflüssigen Excretionen aus dem Körper entfernt werden. — Wie oft sie den Kreislauf durchmachen müssen, ehe sie im Act der Respiration zerstört werden, ist unbekannt.

Von den andern Gemengtheilen des Wassers in der Blutflüssigkeit werden wir später noch dem Fibrin begegnen. Uebrigens sind dieselben so vielfach besprochen worden, dass wir hier nur ihrer Bedeutung theils als ernährender, theils als abgängiger Substanzen Erwähnung thun, denen sich namentlich für die Pathologie eine dritte Kategorie der zufälligen Gemengtheile anschliesst.

Die Blutflüssigkeit hängt in ihren chemischen Charakteren ab, theils von der Natur der bei ihrer Bereitung concurrirenden Nahrungsmittel, theils von dem chemischen Charakter der Organe, in welchen sie bereitet wird. Im Allgemeinen zeigt sie bei gesunden Individuen derselben Gattung bei der verschiedensten Ernährungsweise einen ziemlich constanten Charakter. Es folgt daraus, dass die formell verschiedenen Ingesta, welche wir, das Wasser ausgenommen, als organische Verbindungen auf Grundlage zusammengesetzter Radicale ansehen müssen, in der Art nivellirt werden durch die chemischen Qualitäten der blutbereitenden Organe, dass sie ihre mehr formelle als elementäre Verschiedenheit und Eigenthümlichkeit verlieren.

Wir haben gesagt, dass den einen Theil der Wirkungen der organischen Sphäre überhaupt die Bereitung des arteriellen Blutes ausmacht. Diese begreift zweierlei in sich, indem 1) aus neu aufgenommenem Material neues Blut bereitet wird; und 2) aus dem schon bereiteten Blut die Gemengtheile ausgeschieden werden, die es bei seiner Verwerthung im Körper aufgenommen hat.

Zur Bereitung neuen Blutes liefern die äussern Lebensbedingungen das Material, Wasser und Nahrungsmittel. Bei ihrer Vorbereitung zur Verdauung concurrirt direkt die animale Sphäre im Act des Kauens, in welchem sie zugleich mit Speichel gemischt werden. Auch bei der ersten Locomotion dieser Substanzen aus der Mundhöhle in den Verdauungsapparat combinirt die animale Sphäre ihre Wirkung mit der organischen, im Act des Schlingens. Dann übernimmt die organische allein die Bewegung der Ingesta durch die Länge des Verdauungskanals. Im Magen und Darmkanal ist es die chemische Constitution dieser Organe, von welcher die chemische Beschaffenheit ihrer Secrete und die Veränderung abhängt, welche durch sie die Ingesta erleiden; nur die Beimischung der Galle und des pankreatischen Saftes modificiren diese Effecte.

Aus dem so bereiteten Speisebrei imbibirt das Gewebe des Darms die dünnflüssigen Substanzen; aus ihm werden sie in den capillären Blutstrom der Darmarterien resorbirt, und durch die Pfortader in die Leber geführt. In der Leber erleiden sie eine auffallende Veränderung durch die chemische Qualität dieses Organs, dessen zuckerbildende Qualität eine ebenso interessante als praktisch wichtige Entdeckung war. Aus der Leber gelangt dies neu aufgenommene, und mit einem Theil des Körperbluts vereinigte Blut in das rechte Herz, wo seine innige Mischung mit der gesammten, von einer Verwerthungstour zurückkehrenden Blutmasse, und mit der Lymphe vollendet wird. Dann strömt es in dieser Mischung der Bahn der Pulmonararterien folgend, durch ihre Capillarität im Lungenparenchym, und erleidet hier die nachweisliche Veränderung, dass sein Zuckergehalt vielleicht bis auf ein Minimum verloren geht. Im arteriellen Blut bildet es mit dem früher schon vorhandenen, im Respirationsact anderweitig veränderten Blut eine gleichartige Masse.

Dies ist in Kurzem die Bildungsgeschichte des neuen Bluts. Ob es Formbestandtheile aus dem Darm in die Gefässe mit hinübernimmt, ist unbekannt. — Zur Bereitung des arteriellen Blutes müssen wir aber weiter noch rechnen die Entfernung der Gemengtheile, die es im Act seiner Verwerthung im Körper aufgenommen hat, und damit verhält es sich so:

An allen seinen verschiedenen Wirkungspunkten erleidet das Blut Veränderungen, welche unter der Collectivbezeichnung des Venöswerdens bekannt sind. Da der chemische Charakter der Gewebe, mit welchen es bei seiner Verwerthung in Berührung kommt, in welchen es Substanzen abgiebt, von welchen es Substanzen aufnimmt, sehr verschieden ist, kann er nicht ohne Einfluss auf die Beschaffenheit des von dort zurückkehrenden Blutes bleiben; und es ist daher wahrscheinlich, dass nur aus gleichnamigen Geweben dasselbe gleichartig zurückkehrt, übrigens aber verschiedene Qualitäten in die grösseren Gefässe und Bassins mitbringt, wo erst eine innige Mischung stattfindet. Speciell sind diese einzelnen Modificationen des venösen Blutes unbekannt; durch alle aber gehen als allgemeinste, diagnostische Charaktere, die das venöse vom arteriellen unterscheiden, folgende hindurch: Es ist dunkler, ungefähr 1° kühler, specifisch schwerer, enthält mehr Blutkörper, mehr Hämatin, mehr Kohlenstoffverbindungen als dieses. Sein Mindergehalt an Nährstoffen ist nicht nachzuweisen; jedenfalls behält es deren noch reichlich, da es bei seinem jedesmaligen Durchgang durch die arterielle Capillarität nur wenig abgiebt, und da es ohne Zufuhr neuen Bildungsmaterials längere Zeit im Stande ist, die Integrität des Individuums zu erhalten. Dass es absolut weniger Sauerstoff enthalte, wird zwar angenommen, ist aber nicht bewiesen.

Im Act des Arteriellwerdens wird das Blut heller, nähert sich also seiner ursprünglichen Farblosigkeit; gewinnt c. 1° höhere Temperatur, verliert an specifischem Gewicht, verliert Blutkügelchen und Hämatin, sowie Kohlenstoffverbindungen, namentlich Kohlensäure.

Das Blut wird arteriell während seines Laufs durch die Capillarität der Pulmonar-Arterien. Den kleinen Kreislauf in Verbindung mit dem Ein- und Ausströmen der atmosphärischen Luft in die Bronchien, und mit den Bewegungen des Thorax, wodurch dasselbe begünstigt wird, nennen wir den Act der Respiration. Die Folgen der Pulmonarströmung und die des Ein- und Austritts der Luft in die Bronchien für das Blut sind schwer von einander zu trennen; ja es ist schwer, sie überall festzustellen. Das Thatsächliche ist, dass venöses Blut in die Pulmonarcapillarität ein-, und dass arterielles daraus zurückfliesst. — Wir sehen bei der Analyse dieses Factums von der oben erwähnten Veränderung des neubereiteten Blutes ab, und behalten nur das, aus der Capillarität des übrigen Organismus zurückkehrende im Auge.

Die herrschende Respirationstheorie ist nicht damit zufrieden, dass das Blut in den Lungen die Substanzen verliert, die es aus den Capillaritäten mitgebracht hat, und wodurch es venös geworden ist. Sie behauptet, dass aus der atmosphärischen Luft Sauerstoff in das Blut in demselben Moment aufgenommen wird, wo es die excrementiellen Stoffe, Kohlensäure zumal, verliere.

Wenn wir nur das festhalten, dass eine Abgabe von Stoffen aus dem Blut im Act der Respiration positiv und unbestritten ist; dass die Abgabe dieser Stoffe so wichtig ist, dass sie füglich eine Entgiftung des Bluts genannt werden kann — denn bei gehinderter Respiration tödten diese Stoffe das Individuum; wenn wir uns nur vor den Consequenzen hüten, welche per analogiam aus der Sauerstoffaufnahme in diesem Act abgeleitet werden: so möchte praktisch diese Annahme gleichgültig sein, und auf sich beruhen können. Aber diesem prätendirten Sauerstoff-Uebergange wird eine so ungewöhnliche Wichtigkeit beigelegt, es werden so tiefgehende, leider nicht nachweisbare Erfolge für das Leben überhaupt und für die Nervenwirkung insbesondere davon abgeleitet, dass wir nicht umhin können, unsre Bedenken dagegen auszusprechen.

Die Gründe, aus welchen man sich für die Sauerstoffaufnahme in das Venenblut bei seiner Strömung durch die Capillarität der Pulmonararterie entscheiden zu müssen geglaubt hat, reduciren sich meistentheils auf einen einzigen. Es ist der, dass man in den Experimenten über Respiration, bei dem Vergleich der Sauerstoffmengen, die mit atmosphärischer Luft ein- und ausgeathmet sind, einen Theil des eingeathmeten Sauerstoffs in der ausgeathmeten Luft vermisst. Ein Grund, auf den nur supplementäres Gewicht gelegt zu werden scheint, ist der, dass das venöse Blut absolut weniger Sauerstoff enthalte als das arterielle.

Es bedarf nur der Hinweisung auf die Verhältnisse im Organismus, die es verbieten, auf der Basis gleicher Volumina eine Vergleichung der absoluten Werthe beider Blutarten vorzunehmen, oder aus der Menge des im luftleeren Raume aus beiden gewonnenen Sauerstoffgases auf ihren Sauerstoffgehalt überhaupt zu schliessen, um den letzten Grund zu beseitigen, der, selbst wenn er an sich richtig wäre, noch immer die Sauerstoffaufnahme in den Lungen nicht bewiese. Der wichtigste Grund, welchen wir zu berücksichtigen haben, bleibt der erste, der Sauerstoffverlust in den Experimenten.

Wir abstrahiren von allen Einwürfen gegen die Experimente selbst, und bezweifeln den von so vielen Forschern übereinstimmend gemeldeten Sauerstoffverlust nicht. Aber es giebt keine einzige Erfahrung, aus welcher man auf den Uebergang des verlornen Sauerstoffs ins Blut zu schliessen berechtigt wäre. Dies könnte nur eine Folgerung per exclusionem sein. Ehe aber eine solche als berechtigt anerkannt werden darf, müssen die Möglichkeiten einer andern Erklärung erwogen und beseitigt sein. Das ist hier aber nicht der Fall gewesen. Insbesondere ist die Möglichkeit nicht erwogen, dass ein Theil des verloren gegangenen atmosphärischen Sauerstoffs sich mit den Geweben verbinden konnte, die er unmittelbar berührt; und das sind die Gewebe der Mundhöhle, der Bronchien und der Oberhaut, auf welche der atmosphärische Sauerstoff unter allen, zumal unter so abnormen Verhältnissen, wie in diesen Experimenten gesetzt werden, oxydirend wirkt; ferner die Möglichkeit nicht, dass er in den Bronchien die Kohlen- und Wasserstoffverbindungen modificirt, die mit der freien Kohlensäure zusammen ausgeschieden werden; dass er mit dem Wasserstoff Wasser bildet, welches theils von dem lebhaften Gefässstrom in den Bronchien und Lungenbläschen resorbirt, theils als Wasserdunst ausgeathmet wird.

Aus allen Erscheinungen, welche nicht gegen die herrschende Theorie sprechen, hat man Gründe für sie zu entnehmen versucht, namentlich aus der Farbenveränderung des dunklen Bluts durch Schütteln mit Sauerstoff, und aus der Dunkelung des hellen durch Schütteln mit Kohlensäure. Aber auch Salzlösungen machen dunkles Blut hell, und destillirtes Wasser macht helles dunkel.

Man hat auch versucht, das Graham'sche Diffusionsgesetz der Gase auf die Vorgänge bei der Respiration in den Bronchien anzuwenden; aber der Protest Graham's selbst führte bald zur Einsicht in die Unzulässigkeit einer solchen Verwerthung physikalischer Gesetze. Auch dem Einwurf konnte man dadurch nicht begegnen, welchen die Stromkraft der Gase aus den Lungenbläschen aufwärts gegen diese Theorie erhebt. Diese ist in der That so bedeutend, dass durch sie der Eintritt der atmosphärischen Luft in die Lungenbläschen selbst, wo doch der Eintritt des Sauerstoffs geschehen müsste, verhindert wird. Die Ausscheidung respiratorischer Gase in den Lungenbläschen ist eine stetige. Dies, und die Kraft ihrer Strömung beweist eine pathologische Erscheinung, nämlich die des Emphysems. Zwar hat man sich bei dieser viel unnöthige und vergebliche Mühe gegeben zu erklären, wie trotz der Abschliessung des Bronchiallumens atmosphärische Luft in die Lungenbläschen gelangen könne; aber die Luft in der emphysematösen Lunge ist keine atmosphärische, sondern es sind exspiratorische Gase, welche die Lungenbläschen bis zum Zerplatzen füllen, und selbst mitunter wirkliches Zerplatzen herbeiführen, wenn die Verschliessung der Bronchialäste so bedeutend ist, dass sie dem

Druck der eingeschlossen Gase widerstehen. Giebt diese Verschliessung dem Druck der Gase nach, so entsteht eine Erscheinung, welche mit Unrecht einer Gasentweichung aus dem Magen (die an sich natürlich nicht in Abrede genommen werden darf) zugeschrieben zu werden pflegt, das Aufstossen, welches sich nicht selten bei weichem, nicht tympanitisch geblähtem Unterleib häufig wiederholt, und, wenn unmöglich, dem Kranken eine peinliche Angst bereitet.

Da alle Beobachter darüber einig sind, dass die atmosphärische Luft nicht in die Lungenbläschen selber eindringt, da aber doch der Eintritt des atmosphärischen Sauerstoffs in die, auf den Lungenbläschen verlaufende Capillarität der Pulmonararterien ein allgemeines Dogma ist, so muss noch ein neuer Grund gefunden werden, welcher den Sauerstoff dahin geleitet, weil das Graham'sche Diffusionsgesetz der Gase diese Abnormität nicht erklärt, und der stetig excentrische Strom der exspiratorischen Gase ohne alle Frage bedeutender ist, als das Einströmen der atmosphärischen Luft, welche nothwendig der Thoraxbewegungen bedarf, um nur bis in eine gewisse Tiefe zu gelangen, während der exspiratorische Strom stark genug ist, die Lungenbläschen zum Platzen zu füllen, wenn ihre Verbindung mit aussen abgeschlossen ist.

Fragt man aber weiter, welche Rolle der Sauerstoff, dessen Uebertritt ins Blut man so nachhaltig verlangt, im Körper spielen soll, so hören wir die Antwort: weil ohne ihn der Stoffwechsel unmöglich ist: Andere bringen die oben schon zurückgewiesene, durch keine Thatsache gestützte Ansicht, er solle die Nerven zur Wirkung reizen. Dass der Sauerstoff im Stoffwechsel eine bedeutende, ich möchte sagen eine souveräne Rolle spielt, bezweifle ich in keiner Weise. Es fragt sich nur, ob ohne den in der Respiration aufzunehmenden keine ausreichende Sauerstoffmenge im Körper sei, um den Stoffwechsel genügend zu unterhalten? Diese Frage verdient wohl einer Erwägung, und führt zu folgendem Resultate:

Angenommen das Gewicht eines Menschen sei 125 Pfd. Davon kommen auf das Blut mindestens 20 %, also 25 Pfd.

Von diesen 25 Pfd. sind etwa 80 % Wasser, also 20 Pfd. Von diesen 20 Pfd. sind über 88 % Sauerstoff, also nahezu 18 Pfd. Sauerstoff sind in dem Blute eines, 125 Pfd. schweren Menschen. Das Wasser im Blut ist aber bekanntlich nur ein kleiner Theil des Wassers, welches sich übrigens im Organismus findet. — Nun wird zwar wieder als ein Dogma angenommen, dass das Wasser im Organismus keine chemische Veränderung erleide, sondern nur eine physikalische, indem es in Dunstform gelöst werde. Ich kenne keinen sicheren Beweis seiner Unveränderlichkeit, und ich halte mich zu der Ueberzeugung berechtigt, dass der Sauerstoff des Wassers im Körper die Rolle spielt, welche dem Sauerstoff überhaupt im Stoffwechsel zufällt.

Weil es daher noch andre und plausiblere Gründe giebt, aus denen das Verschwinden des Sauerstoffs in den fraglichen Experimenten eine genügende Erklärung findet; weil dem Uebertritt des Sauerstoffs ins Blut im Act der Respiration Schwierigkeiten im Wege stehen, die kein Erklärungsversuch zu beseitigen vermag; weil dieser Uebertritt durch keine einzige Thatsache bewiesen ist; weil der Uebertritt des atmosphärischen Sauerstoffs ins Blut ein unnöthiges Postulat ist; — darum glaube ich, dass die Respirationstheorie nicht berechtigt ist, die Sauerstoffaufnahme ins Blut im Act der Respiration als ein bewiesenes Dogma anzusehen.

In Betreff des Arteriellwerdens des Bluts adhärire ich der Ueberzeugung, dass demselben bei dem Act der Respiration nur Stoffe entzogen, nicht aber gegeben werden. Entzogen werden ihm die Substanzen, welche ihm beim Venöswerden in den arteriellen Capillaritäten beigemischt worden sind. Aufgenommen wird bei der Respiration unter normalen Verhältnissen nichts, also auch nicht der Sauerstoff der atmosphärischen Luft. Die Respiration ist der Act der Ausscheidung gasförmiger Excretionsstoffe. Und daraus, dass das arterielle Blut weniger Hämatin, und weniger von den, mit dem Hämatin mehr oder minder solidarischen Blutkörperchen enthält als das venöse; weil jedoch das venöse Blut keine andere Metamorphose eingeht, um arteriell zu werden, als die im Act der Respiration;

aus diesen Gründen folgt, dass in diesem Act theils Gase ausgeschieden werden, die im Blute schon enthalten waren, theils geformte Blutelemente zerstört werden, und zwar die Blutkörper mit dem Hämatin. Wie dies geschieht, das wissen wir nicht; doch ist es nicht unmöglich, dass mit diesen Vorgängen die Vermehrung des Fibrins zusammenhängt, welche im Act der Respiration ebenfalls geschieht.

Es scheint, dass das Fibrin, welches sich im Blute findet, kein gleichartiger Stoff ist, sondern dass es zwei Substanzencomplexe repräsentirt, deren Unterschied jetzt noch nicht mit Sicherheit angegeben werden kann. Wir schliessen dies daraus, dass auf der einen Seite in der arteriellen Capillarität Fibrin, welches nicht im Blute war, in das Venenblut eintritt; dass auf der andern das Blut beim Arteriellwerden in den Lungen ebenfalls Fibrin bekommt, das im Venenblut nicht war. Jenes folgt aus dem Versuch von Nasse, welcher defibrinirtes Blut in die Schenkelarterie einspritzte, welches fibrinhaltig aus der Schenkelvene wieder abfloss; dieses daraus, dass das Arterienblut mehr Fibrin enthält, als das Venenblut. Das arterielle Fibrin soll leichter gerinnen, als das venöse; das venöse soll in Eiweiss verwandelt werden können, das arterielle nicht. Erfahrungen, welche diese Streitfrage endgültig entscheiden, liegen nicht vor. Indessen ist es möglich, dass die Zerstörung der Blutkörper im Respirationsprocess in Beziehung zu dem arteriellen Faserstoff steht; dass der venöse Faserstoff ebenso, wie die Blutkörper, in demselben Process der Respiration aufgelöst wird. Dieser venöse Faserstoff scheint in Fällen, wo durch Veränderung der Coëfficienten des Respirationsprocesses, insbesondere des Lungenparenchyms, seine Zersetzung und Eliminirung unmöglich wurden, bei der Bildung der Speckhaut betheiligt zu sein, indem er überschüssig im Blute bleibt. Eine befriedigende Lösung dieser Frage ist jetzt noch unmöglich.

Ausserdem aber bin ich nicht der Meinung, dass das Blut, die atmosphärische Luft und die anatomischen Elemente der Lungen die einzigen Factoren sind, welche bei der Erreichung der respiratorischen Erfolge concurriren. Ich schliesse aus der hohen Eigenwärme der Lungen, aus dem schnellen Eintritt so bedeutender Resultate, wie das Arteriellwerden des Bluts in seinem raschen Lauf durch die Capillargefässe der Pulmonaren, dass eine specifische chemische Qualität des Lungengewebes zu diesem Resultate wesentlich beiträgt. Worin diese specifische Qualität besteht, ist nicht bekannt; denn die Andeutungen von der Lungensäure, welche wir erhalten haben, sind kaum schon in Anschlag zu bringen. — Die Physiologie hat die Mitwirkung einer chemischen Qualität des Organs noch nicht berücksichtigt.

Beiläufig sei hier der Experimente erwähnt, aus welchen man auch für die Haut die Bedeutung eines Respirationsorgans folgern zu müssen geglaubt hat, insofern man eben die Sauerstoffabsorption in das Blut - als das wesentlichste Moment des Respirations-Actes ansieht. Auch die Haut soll Sauerstoff absorbiren. Aber die Experimente, welche ebenfalls einen Sauerstoffverlust nachweisen, setzen eines Theils Verhältnisse, die von den natürlichen sehr weit verschieden sind; andern Theils beweisen sie auch weiter nichts, als dass Sauerstoff verschwindet; und hieraus werden Folgerungen für den Uebergang des Sauerstoffs ins Blut abgeleitet. Mit Uebergehung der übrigen, gegen die Beweiskraft dieser Versuche aufzuführenden Gründe führe ich nur das Factum an, dass das Blut in der Capillarität der Haut nicht bloss nicht heller, sondern reichlich so dunkel wird, als in irgend einer andern Capillarität.

Ausserdem, dass einzelne Blutbestandtheile in den Lungen im Act des Arteriellwerdens des venösen Blutes, aus dem Organismus ausgeschieden werden, werden in andern Organen andere Substanzen aus dem arteriellen Blut entfernt; auch diese sind excrementielle, im weitern Sinn also venöse Substanzen. Dies geschieht im Process der Uropöese, der Gallenbereitung und der Hautausscheidung; und wir müssen auch diese Vorgänge als Supplemente der Blutreinigung, im weitern Sinn: der Blutbereitung ansehen.

Was nun die Verwerthung des arteriellen Blutes betrifft, die den wichtigsten Theil der Wirkung der organischen Sphäre ausmacht so wird sich die Bedeutung dessen, was wir darunter zu verstehen haben, aus der Uebersicht ihrer wichtigsten Momente ergeben.

Der Werth, den das arterielle Blut für den Organismus hat, besteht darin, dass es für eine Reihe von chemischen und physikalischen Erfolgen in demselben der wichtigste Coëfficient ist; und das ist seine Verwerthung, dass es als dieser Coëfficient einzutreten vom linken Herzen gezwungen wird.

Die Wirkung, die es bei seiner Verwerthung ausübt, pflegt im Allgemeinen unter der Bezeichnung Ernährung zusammengefasst zu werden. Aber dieser Ausdruck ist theils zu allgemein, theils begreift er gewisse wesentliche Eigenthümlichkeiten jener Wirkung nicht, namentlich nicht ihre physikalische Seite, den motorischen Impuls, welchen die activen Elemente der animalen Sphäre als nothwendiges Supplement ihrer eignen Leistungsfähigkeit vom Blutstrom empfangen.

Wenn überhaupt von Erfolgen des Blutes im Organismus die Rede ist, so kann nur das arterielle Blut gemeint sein. Das venöse hat eigentlich nur pathologische Effecte; selbst die Eine wahrnehmbare Ausnahme kann so gedeutet werden, die Erweckung des Gefühls von Athembedürfniss, welches nach Volkmann's bekannten Versuchen nicht bloss im Herzen und in den Lungen, sondern in der Capillarität des ganzen Körpers zu entstehen scheint, indem die venösen Beimischungen des Bluts auf die centripetalen animalen Nerven sowohl, als auf die sympathischen in der Art wirken, dass durch sie gewissermaassen ein negativer Reflexreiz ausgeübt wird. Denn das Gefühl der möglichen Erstickung ist gewiss kein Zeichen einer gesteigerten, sondern einer geminderten Thätigkeit dieser Nerven.

Dass aber alle positiven Erfolge des Bluts, soweit sie uns bekannt sind, vom arteriellen Blut abhängen, ist ein Satz, der für die Physiologie, insbesondere aber für die Pathologie wichtige Consequenzen involvirt. Gedenken wir z. B. in letzterer Beziehung an die Veränderung des Lungenparenchyms durch organisirte Exsudationen. Diese sind, übereinstimmend mit den anatomischen Erfahrungen über die unmittelbare Fortsetzung der arteriellen Capillaritäten in die organisirten Exsudate überhaupt, nach diesem Grundsatz das successive Resultat einer Exsudation aus dem System der Bronchial-Arterien, welche das ganze Lungenparenchym als ernährende Gefässe durchdringen. Durch Exsudation von ihnen aus wird das Lungenparenchym verändert, sei es, dass im Exsudationsprocess eine Ablagerung in das Lumen der Bronchien, oder in entgegengesetzter Richtung, ins Lungengewebe stattfindet. Durch die Veränderung der Bronchien und des Lungengewebes entsteht die Folge, dass eine mangelhafte Umwandlung des venösen Blutes in arterielles in der Lunge stattfindet, dass also deletäre excrementielle Substanzen, die im Act der Respiration zerstört werden, im Blute zurückbleiben. Aber nicht eine primäre Veränderung des Blutes, eine Blutkrasis, localisirt sich als Exsudat an einem locus minoris resistentiae in den Lungen.

Die Erfolge, welche vom Blute abhängen, werden erst möglich durch seine Bewegung. Abgesehen davon, dass im gesunden Organismus das Blut überall nicht ruht, können wir als einzige Wirkung des ruhenden Bluts höchstens die Erscheinung ansehen, dass Nägel und Haare nach dem Tode wachsen. Im lebenden Körper bewirkt und erleidet es, wenn es in pathologischen Fällen theilweise ausser Bewegung gesetzt ist, nur chemische und physikalische Veränderungen, die mit den Folgen seiner Verwerthung in normalem Process nichts gemeinsames haben. — Die Bewegung ist also das wichtigste Moment bei der Verwerthung des Blutes. Sie wird ihm mitgetheilt durch das Herz. Die Bewegung des Herzens ist die rhythmisch wechselnde Contraction seiner Muskelfasern, welche von ihrem Primum movens, dem sympathischen Nerven angeregt wird, d. h. von denjenigen Elementen desselben, welche in der Herzsubstanz selbst enthalten sind. Während die eigne Leistungsfähigkeit des cerebrospinalen Nervensystems bei den auffallendsten Bewegungen der animalen Sphäre in erster Reihe die Bewegung der Muskeln veranlasst, diese aber die Bewegung derjenigen Gewebe, welche mit ihnen in unmittelbarer Verbindung stehen, selbst aber fest sind, wie vorzugsweise das Skelett; so bewegt in den auffallendsten Bewegungen der vegetativen

Sphäre (und das sind die des Herzens) ihr Primum movens, der Sympathicus, die Muskeln des Herzens, diese aber die flüssige Substanz im Organismus, das Blut; im Darmkanal die Nahrungsmittel, in den Ausführungsgängen der Drüsen die Sekrete. Die Bewegungen der animalen Sphäre drehen sich zunächst um ihre eigenen Elemente; die der vegetativen aber um die in sie eingetretenen äussern Lebensbedingungen; in der sexuellen um die Keimelemente; so dass sich in der organischen Sphäre überall ein, ihren Elementen äusserliches Glied in das System ihrer Bewegungen eindrängt.

Das Herz erreicht aber seine adäquaten Erfolge durch das flüssige Blut erst dann, wenn dasselbe in den Kanälen, worin es enthalten ist, eine continuirliche Säule vom Herzen bis in seine Wirkungspunkte bildet; und wenn in dieser Ein Theil der Blutmasse auf den andern stetig die Bewegung übertragen kann, welche ihm unmittelbar vom Herzen mitgetheilt wird; denn nur einen Theil der Blutmasse bewegt dies Organ direkt. Diese der übrigen Blutmasse mitgetheilte Bewegung wirkt im grossen Kreislauf durch alle Capillaritäten, durch alle Gewebe, durch das System der Venen und durch das ganze System der Lymphgefässe hindurch bis zum Herzen zurück.

Die Verwerthung des arteriellen Bluts für die animale Sphäre bezieht sich theils auf ihre activen, theils auf ihre passiven Gebilde.

Die Wirkung auf das cerebrospinale Nervensystem, deren wir oben schon gedacht haben, findet theils im centralen theils im peripherischen Nervensystem statt.

Die Wirkung des Bluts auf das Gehirn lässt eine verschiedene Auffassung zu. Allgemein anerkannt wird die Thatsache, dass ohne die Wechselwirkung des bewegten Bluts mit dem Gehirn die animalen Lebenserscheinungen augenblicklich erlöschen. Aber das Motiv dieser Erscheinung wird verschieden beurtheilt, je nachdem man die Natur des Gehirns auffasst. Ist das Gehirn ein Organ ähnlich wie die Organe der vegetativen Sphäre, so steht nichts der allgemeinen Annahme entgegen, dass das Blut das Gehirn ernährt, als die auffallende Vertheilung der Blutgefässe in ihm und der Mangel der Lymphgefässe. Denn auffallend ist es, dass das venöse Blut in den Capillargefässen der grauen Substanz nicht durch Venen zurückgeleitet wird, welche den Arterien ungefähr entsprechen, wie in den übrigen Capillaritäten, sondern dass sie sich in die Sinus der harten Hirnhaut ergiessen; und auffallen muss es, dass in der grauen Substanz eine so bedeutende, in der weissen Marksubstanz der Hemisphären überall keine nachweisbare Capillarität vorhanden ist, sondern nur Gefässe, welche die Marksubstanz durchsetzen. — Auch das ist nicht zu übersehen, dass, während die graue Substanz des Gehirns und die Muskeln der animalen Sphäre „vor vielen andern Theilen reichlich" (Koelliker) mit Capillargefässen, also mit arteriellem Blut versorgt sind, die selbständig leistungsfähigen Nervenröhren in und ausser dem Gehirn ohne eigne arterielle Capillarität sind, während ihre Scheiden wieder keinen Mangel daran haben.

Fassen wir die Hauptmasse des Gehirns in dem Sinne auf, dass sie mit Ausschluss ihrer Formelemente principiell als eine Flüssigkeit angesehen werden muss, welche stetig die centrifugalen Nervenröhren speist, so kann von ihrer Ernährung im hergebrachten Sinne nicht gesprochen werden, sondern nur von einer Ergänzung, vielleicht zugleich von einer Verflüssigung, welche das Hirnmark durch das Blut erfährt. In diesem Sinne würde sich im Act der Wechselwirkung zwischen Hirn und Blut die Gehirnmasse in der grauen Substanz ergänzen durch Aufnahme von Wasser und solchen Blutbestandtheilen, welche dem Hirnmark homogen und wahlverwandt sind.

Aber sei es Ernährung im gewöhnlichen Sinn, die hier stattfindet, oder sei es Substanzergänzung in dem unsrigen, unter allen Umständen erhält das Gehirn in diesem Act der Wechselwirkung Substanz vom Blut, das Blut giebt Substanz an das Gehirn ab. Und so gewiss als die Hirnmasse einer Redintegration seiner Substanz bedarf und sie erhält, eben so gewiss bedarf sie der Befreiung von abgängigen Theilen. Da die Blutgefässe die einzige direkte Vermittlungsbahn zwischen Hirn und Aussenwelt bilden, durch welche diese Befreiung realisirt werden kann, so ist es schon deshalb nothwendig, dass der Blutstrom auch Substanzen vom Gehirn aufnehme. Der empirische Beweis liegt in der Veränderung des Bluts, welches aus den Hirnleitern venöser abfliesst, als aus vielen andern Capillaritäten.

Dies ist Ein Theil der Wirkung des Bluts auf das Gehirn; der andere ist die physikalische, motorische Wirkung. Das Princip, dass die Hirnwirkung des supplementären motorischen Impulses durch den Blutstrom bedarf, ist von Bichat so sicher bewiesen, wie es wünschenswerth ist. Aber wie er ausgeführt wird, ist eine Frage die nicht so unbedeutend ist, wie sie zu sein scheint. Ich halte es nicht für genügend, das Factum jenes motorischen Impulses constatirt zu wissen, sondern glaube, dass die Frage, in welcher Weise derselbe zu Stande kommt, tief in die Lehre von der Wirkung des Nervensystems eingreift, und dass sie die volle Aufmerksamkeit der Forscher verdient.

Dass am Gehirn Bewegung beobachtet ist, steht fest. — Es hält schwer, dem Augenschein und der Analogie bei andern Organen gegenüber noch einen andern Angriffspunkt der Blutwelle auf das Gehirn für möglich oder für nothwendig zu halten, als die Capillarität der Hirnarterien in der grauen Substanz. Indessen ist noch heute die geläufigste Annahme die, dass das Gehirn von den, im Circulus Willisii vereinigten Arterienzweigen, von dem Pulsschlag der Stämme des Circulus Willisii, und ausserdem durch den Act der Respiration seinen motorischen Impuls bekomme.

Es möchte aber ein gewagtes Unternehmen sein, beweisen zu wollen, dass der Pulsschlag des Circulus Willisii im Stande sein könnte, in der ganzen breiigen Masse des Gehirns, welche durch starke häutige Verbindungen mit der Schädelbasis verbunden ist, die gleichmässige Hebung und Senkung zu veranlassen, welche man bei abgenommener Schädeldecke auf der ganzen, dem Circulus Willisii entgegengesetzten Oberfläche wahrnimmt. Weder die Kraft des Pulses in diesem Gefässkranz, noch die Qualität der Hirnmasse, noch der Spielraum, welchen der Pulsschlag jenes Cirkels auf der einen, und das Gehirn auf der andern Seite hat, gestatten eine Annahme, welche, wenn sie begründet wäre, ohne Beispiel im ganzen Organismus sein würde. Nirgends sehen wir einen Arterienstamm eine stetige Wirkung ausüben, und in diesem Falle sollten von kleinen Stämmen Effecte ausgehen, die für das Leben selbst von integrirender Bedeutung wären?

Was aber für den pulsirenden Gefässstamm unwahrscheinlich, ja unmöglich ist, das ist für die Capillarität der Hirnarterien nothwendig, nämlich die mit dem Herzschlag isochronische Hebung und Senkung der Hirnoberfläche, der grauen Substanz. So lehrt es der Augenschein, so fordert es die anatomische Verbreitung der Capillaren und die physiologische Analogie.

Die Respiration als solche kann keinen direkten Einfluss auf die Bewegung des Gehirns haben, und hat ihn nicht. Weil aber die Lungen, je nachdem sie luftleer oder gefüllt sind, eine grössere oder geringere Blutmenge aufnehmen, und weil sie überdies unter Umständen einen mechanischen Einfluss auf den Rückfluss des Bluts aus dem Gehirn ausüben können, darum soll die Erfahrung nicht in Abrede genommen werden, dass der Act der Respiration einen modificirenden Einfluss auf die Hirnblutströmung haben kann, und dass dieser beobachtet worden ist. Die Bewegung des Hirns selbst aber kann nur veranlasst werden und wird veranlasst vom arteriellen Blutstrom in der Capillarität der grauen Substanz.

Dass auch auf den peripherischen Theil des cerebrospinalen Nervensystems, und zwar an seinen Wirkungspunkten, ein motorischer Einfluss des Blutstroms stattfindet, folgt aus dem Stenson'schen Versuch, den wir oben in seinen wichtigsten Punkten besprochen haben. Ob an dem peripherischen Wirkungspunkt der Nerven überhaupt ein Stoffaustausch zwischen Nerv und Blut stattfindet, ist nicht zu ermitteln. Gewiss aber ist, nach der anatomischen Gruppirung der letzt-erkennbaren Nerven und der Gefässschlingen, und nach jenem physiologischen Experiment, dass ein motorischer Impuls die Nerven trifft, und dass er für ihre Wirkung werthvoll ist.

In der Wechselwirkung des arteriellen Blutstroms mit den

Muskeln kann nur in Betracht kommen: die Erhaltung der Muskeln in ihrer Integrität, und in dem, zu ihren wechselnden Contractionen nöthigen Durchfeuchtungsgrade. Was der Muskel vom Blutstrom erhält, was er an ihn abgiebt, darüber wissen wir wenig Genaues. Für das letztere hat Zimmermann zu beweisen gesucht, dass Faserstoff aus dem Muskel in den Blutstrom tritt, natürlich ausser Hämatin und Blutkörperchen.

In den Knochen kann nur von Erhaltung der Integrität die Rede sein. Das Periost bietet übrigens einen der augenfälligsten Beweise, dass es eine chemische Qualität der Gewebe im Umkreis der verschiedenen Capillaritäten sein muss, durch welche der Charakter der Substanzen bestimmt wird, welche den Blutstrom als ernährende verlassen. Die schönen Erfahrungen der neuern Chirurgie über Regeneration der Knochen, selbst ganzer Röhrenknochen, nach Resectionen mit Schonung des Periosts, sind für die Physiologie von hohem Interresse.

Die Verwerthung des Bluts in der organischen Sphäre betrifft zunächst das active Element derselben, den Sympathicus. Hier lässt sich nur vermuthen, dass die Wirkung des Blutstroms eine analoge sei, wie in der animalen Sphäre; denn empirisch constatirt sind die Folgen dieser Wechselwirkung nicht. Jedoch folgt aus den mehr negativen Resultaten nach der Unterbindung der *Arteria coronaria cordis*, namentlich aber aus der Fortdauer der rhythmischen Bewegung ausgeschnittener Herzen und Gedärme, dass das Supplement der Nervenwirkung, welches sowohl von der chemischen als von der physikalischen Dignität des Blutstroms abhängt, in dieser Sphäre in einem auffallenden Grade weniger erforderlich ist, als in der animalen. Bekannt ist, dass an den ausserhalb der Gewebe verlaufenden peripherischen Elementen des Sympathicus, namentlich in seinen Ganglien, ein verhältnissmässig bedeutender Blutstrom auftritt; mit welchen Erfolgen aber, darüber sind wieder nur Vermuthungen möglich, welche sich auf das allgemeine Gesetz stützen dürfen, dass, wo ein bewegter Körper einen andern berührt, die Wirkung seiner Bewegung in irgend einer Weise auf letzteren übergeht. Während wir auch hier die Möglichkeit eines, den Verhältnissen proportionalen chemischen Effects anerkennen, können wir uns der Vermuthung nicht erwehren, dass die Blutbewegung in den Ganglien vorzugsweise ein motorisches Supplement für die sympathische Nervenwirkung abgebe.

Die Wirkung des arteriellen Bluts auf die passiven Elemente der vegetativen Sphäre ist je nach dem Charakter derselben verschieden. In allen ohne Ausnahme wird durch dasselbe der typische histologische Charakter erhalten, durch Abgabe redintegrirender, durch Aufnahme verbrauchter Gewebstheile. In allen wird ferner durch das Blut der specifische chemische Charakter erhalten, welcher in dieser Sphäre von besonderer Wichtigkeit ist. Durch die Mischungsbestandtheile der Nahrungsmittel muss es alle diejenigen Substanzen überkommen haben, aus welchen jedes Organ seine adäquaten chemischen Supplemente beziehen kann. Mit diesem Gegenstand beschäftigt sich mit Vorliebe die Untersuchung der Chemiker. Wir erkennen nur die allgemeine Thatsache an, dass aus dem Blut sich die, jedem Gewebstheil des Organismus eigenthümliche chemische Constitution ergänzt, dass namentlich also auch die Constanz der ausgezeichneten chemischen Qualitäten, z. B. des Verdauungskanals, der Leber, der Lungen, die zu weiteren Folgen ausschlagen, aus dem Blute datirt.

Exceptionell nehmen die Blutgefässe des Darms die zur Aufnahme im Darmkanal vorbereiteten Nahrungsmittel auf, ein Vorgang, über welchen noch die Differenz in den Ansichten herrscht, dass dies nicht bloss nicht ausschliesslich durch die Blut-, sondern dass es selbst vorzugsweise durch die Lymphgefässe des Darms geschieht. Wir werden die Gründe für unsre Behauptung entwickeln.

In manchen Organen verliert das Blut noch andere Substanzen, als solche, welche zu der Ernährung derselben dienen. Sehen wir vorläufig von seinem Verhältniss zu den Lymphgefässen ab, so gehören hieher vorzugsweise das Secret der Speicheldrüsen und des Pankreas, das der Labdrüsen und der einfachen Drüsen auf der innern Fläche des Darmkanals, die

Galle, die Thränen, das Bronchialsecret, der Schweiss, die Hautschmeer, das Ohrenschmalz und vor Allem der Urin. Diese Substanzen finden theils noch weitere Verwendung in der Oekonomie des Organismus, theils sind sie absolut unbrauchbar gewordene Stoffe, die bald ganz entfernt werden. Ihre Eigenschaften lehrt die physiologische Chemie. — Wo sie auftreten, ist das arterielle Blut ihr stetiger, nothwendiger Factor. Und wenn bei ihrer Production das venöse Blut zu concurriren scheint, wie bei der Gallenausscheidung in der Leber, so wird seine wirkliche Concurrenz durch die Analogie aller übrigen Secretionen so unwahrscheinlich, dass, bis unumstössliche Beweise dafür gegeben sind, ich auch hier nur den arteriellen Blutstrom unter ihre stetigen Coëfficienten zählen kann.

Die Beobachtung, dass durch die Einwirkung cerebrospinaler Nervenelemente in einigen hierher gehörigen Organen, namentlich in den Speicheldrüsen, die Ausscheidung des Secretionsproductes erfolgt, nachdem das Organ vom arteriellen Blutstrom isolirt war, schliesst auf die Dauer, für den stetigen Ablauf dieser Erscheinungen, die nothwendige Mitwirkung des Blutstromes, nicht aus. Kann auch die Einwirkung von Hirnnerven dadurch, dass sie die Gewebselemente zur Contraction bestimmen, dieselben zwingen, die gerade in ihnen enthaltenen Flüssigkeiten auszupressen, so kann dies doch nur soweit geschehen, als der Vorrath dieser Flüssigkeit es gestattet. Darüber hinaus ist die Zufuhr neuer Substanz durch arterielles Blut unerlässlich. Der Eingriff cerebrospinaler Nerven in die organische Sphäre kann aber principiell nichts Befremdendes haben, und so auch diese einzelne Erscheinung nicht.

Anders ist es mit dem Bernard'schen Versuch, wonach die Verletzung der Pyramiden, an der Ursprungsstelle des Vagus, den Urin zuckerhaltig macht. Ob durch denselben unter einer Reihe von andern Folgen auch eine Modification in demjenigen Process der Blutmetamorphose herbeigeführt wird, in welchem unter normalen Verhältnissen der aus der Leber stammende Zucker als solcher beseitigt wird, — im Process der Respiration —, oder ob, was weniger wahrscheinlich ist, eine vermehrte Zuckerbereitung in der Leber dadurch bedingt wird, oder andere Verhältnisse, die bis jetzt unverständliche Gründe für den Zuckergehalt im arteriellen Blut involviren, die Beantwortung dieser Fragen müssen wir der Zukunft überlassen.

Ob die Milz einen chemischen Einfluss auf den Theil des Bluts ausüben kann, der durch sie hindurchströmt, ist vollkommen zweifelhaft, da wir weder augenfällige Veränderungen des Bluts durch dieselbe, noch in ihr chemische Qualitäten kennen, welche darauf zu schliessen gestatteten. Dagegen ist es nicht unwahrscheinlich, dass sie der Stützpunkt für einen motorischen Effect ihres Venenblutes ist. Ich meine nicht, dass sie die mechanische Zerstörung der Blutkörper begünstigt; im Gegentheil hat man ja gerade in der Milz zuerst die Bläschen mit mehreren Blutkörpern gefunden, deren ich oben gedacht habe; sondern es ist die Stromkraft des Milzvenenbluts, welche ich im Auge habe. Denn obgleich die Hämatodynamik noch nicht mit Zahlen ausgedrückt hat, um wie viel stärker die Stromkraft des Milzbluts ist, als die des übrigen Pfortaderbluts, mit welchem es sich mischt, so lässt die unbefangene Prüfung der Verhältnisse doch keinen Zweifel zu, dass das Milzvenenblut nicht mit einer bedeutend stärkeren Stromkraft in die Pfortader eintritt, als das Blut der Darmvenen. Ist dies der Fall, so kann das Pfortaderblut nicht bloss, sondern es muss durch das Milzblut eine stärkere Stromkraft mitgetheilt erhalten. Dadurch gewänne die Milz ungefähr die Bedeutung einer Placenta für die Pfortader. Ihre Wirkung wäre eine vorzugsweise, wenn nicht ausschliesslich physikalische. Doch das Urtheil hierüber kann kein exclusives sein auf einem Gebiet, wo täglich fast Entdeckung auf Entdeckung folgt.

Die centripetale Bewegung des Venenbluts durch die Vis a tergo des arteriellen Blutstroms gehört unzweifelhaft ganz dem physikalischen Princip der Herzwirkung an, und hierüber walten unter den Physiologen kaum noch verschiedene Ansichten ob. Anders aber verhält es sich mit der Würdigung des Einflusses, welchen das arterielle Blut auf

das System der Lymphgefässe, auf die Lymphe

und **ihre Bewegung** besitzt. Ein solcher Einfluss wird von der Physiologie überall nicht direkt statuirt; wohl aber umgekehrt, ein Einfluss der Lymphe auf das Blut. Prüfen wir die exacten Thatsachen, welche zur Aufklärung dieses Verhältnisses vorliegen, so kommen wir zu folgenden Resultaten:

Wir wissen, dass Luft in die Venen und in die Arterien eingeblasen, die entsprechenden Lymphgefässe auftreibt.

Wir wissen, dass Flüssigkeiten, welche in geeigneter Weise in Arterien oder in Venen eingespritzt werden, von diesen Arterien und Venen aus die Lymphgefässe füllen; z. B. Wasser, Leimwasser, Milch.

Wir wissen, dass mit diesen Flüssigkeiten Körperchen von bestimmter Gestalt aus den Arterien und Venen in die Lymphgefässe eindringen, z. B. Milchkörper.

Wir wissen, dass der *Ductus thoracicus*, in lebenden Thieren unterbunden, sich vor der Ligatur bis zum Platzen füllt;

dass ein Manometer, in grössere Lymphgefässstämme eingesenkt, bei ununterbrochenem Blutstrom und bei Einspritzung von Flüssigkeit in die Arterien steigt, bei Unterbrechung derselben sinkt.

Wir schliessen aus diesen Erfahrungen: dass ein unmittelbarer Uebergang von Stoffen aus den Blutgefässen in die Lymphgefässe stattfinden kann; dass sich ein motorischer Impuls unmittelbar von den Blutgefässen in die Lymphgefässe fortsetzt; dass eine unmittelbare Verbindung zwischen dem Lumen der Blutgefässe und dem der Lymphgefässe existirt. Da überdies die chemischen Charaktere der Lymphe identisch sind mit der des Blutserums, so folgt weiter, dass die Lymphe ein unmittelbarer, unveränderter Theil der flüssigsten Blutbestandtheile ist.

Trotz dieser Erfahrungen ist man in der Physiologie wenig geneigt, diesen unmittelbaren Zusammenhang zwischen Blut- und Lymphgefässlumen anzuerkennen. Der Gründe, welche dagegen sprechen sollen, giebt es streng genommen nur zwei; der eine: weil die Histologie diesen Zusammenhang nicht aufgefunden hat; der andere: weil Injectionen von Quecksilber in die Lymphgefässstämme, selbst unter dem Druck einer hohen

Quecksilbersäule, nur in seltenen Fällen in die Blutgefässe eingedrungen sind. Aber beides sind negative Gründe, und haben schon als solche im Vergleich mit den positiven Erfahrungen, welche das Gegentheil beweisen, einen geringeren Werth. Wenn diese nachgewiesen haben, dass gasförmige, tropfbarflüssige, selbst geformte Substanzen, die in die Blutgefässe zweckmässig eingetrieben werden, an jedem Punkte des Körpers, wo Lymphgefässe sind, aus den Blutgefässen in die Lymphgefässe übertreten, so ist es irrelevant, ob das Umgekehrte stattfindet oder nicht. Findet es nicht, oder nur selten statt, so wird dies durch die Natur der Klappen in den Lymphgefässen hinreichend erklärt, welche bekanntlich so angeordnet sind, dass sie gerade das Zurückströmen von Flüssigkeit aus den Lymphgefässstämmen in ihre Anfänge verhindern. Die Injectionsmasse, welche aber zuweilen doch aus dem Lymphgefäss in das Blutgefäss übergeht, hat nicht, wie man anzunehmen pflegt, die Gewebe zerrissen, welche beide Gefässsysteme trennen sollen, — Gewebe, die weder durch die anatomische Untersuchung, noch durch das physiologische Experiment nachgewiesen sind; sondern sie haben die Klappen der Lymphgefässe insufficient gemacht. Tritt diese Insufficienz nicht ein durch Dehnung oder Zerreissung der Klappen, so k a n n keine Injectionsmasse in die Blutgefässe übergehen.

Dass aber die anatomische Untersuchung auf diesem Gebiet hinter dem physiologischen Experiment zurückgeblieben ist, das ist eine Erscheinung, die mehr wie Ein Analogon in der Geschichte der Physiologie hat, und der Anatomie gewiss nicht zum Vorwurf gereichen kann. Wurde doch auch lange vorher, ehe das Mikroskop ihn nachwies, der unmittelbare Zusammenhang der Arterien und der Venen entdeckt.

Als ein besonderer Abschnitt des Lymphgefässsystems werden die Lymphgefässe des Darms und des Mesenteriums betrachtet. Die Ansicht, dass diese in nächster Beziehung zur Aufnahme des Chylus aus dem Darm stehen, hat ihnen die Benennung C h y l u s g e f ä s s e verschafft. Die Gründe, welche für die Abgränzung dieser Gruppe sprechen sollen, sind folgende: Einige

Zeit nach begonnener Verdauung sind die Lymphgefässe mehr als sonst, und zwar mit weisslich trüber Flüssigkeit angefüllt. Die *Tunica villosa* des Darms ist dann milchweiss, durch eine weisse, in die Zotten eingedrungene Substanz, welche durch Abwischen nicht entfernt werden kann. — Aber diese Gründe genügen nicht zu beweisen, dass die Lymphgefässe unmittelbar einen Theil des Darminhalts resorbiren, seien es verseifte Fette, oder was sonst. Gegen diese Resorption sprechen

1) die berühmten Experimente Magendie's gegen Hunter, welcher die, seit der Entdeckung der Lymphgefässe unbestimmt zwar, aber doch vorwiegend angenommene Lehre von dem unmittelbaren Zusammenhang der Lymph- und Blutgefässe, und ebenso die Lehre von der Resorption des Chylus durch die Blutgefässe, welche die Venenresorption genannt wurde, widerlegt haben wollte.

2) die Experimente von Ségalas, durch welche er die von Magendie bestätigte.

Diese beiden Versuchsreihen, welche für die Geschichte der Physiologie überhaupt, und für die der Lymphgefässe insbesondere von der höchsten Wichtigkeit sind, mussten wir in erster Reihe nennen. Sie sind anerkannt so exact, und mit stets gleichem Resultate vielfach wiederholt, sie sind so entscheidend, theils gegen eine nennenswerthe Betheiligung der Lymphgefässe an der Aufnahme ernährender Substanzen aus dem Darm, theils für die Aufnahme dieser Substanzen durch die Blutcapillaren, dass auch heute noch keine negative Erfahrung im Stande ist, ihre Beweiskraft einzuschränken.

3) Unterstützt werden die Ergebnisse dieser Experimente durch weitere Erfahrungen von Magendie, die ebenfalls vielfach bestätigt sind, durch die nämlich, dass weder dünnflüssige Substanzen der verschiedensten chemischen Constitution, noch indifferente, durch amorphe Beimischungen stark gefärbte Flüssigkeiten vom Darm aus in die Lymphgefässe eintreten.

4) Nicht bloss die Lymphgefässe des Mesenteriums, sondern alle Lymphgefässe des Körpers sind nach begonnener Verdauung in ihren Anfängen stärker angefüllt, wie gewöhnlich,

und ihr Inhalt ist trüber, wie ja auch das Serum des Blutes zu dieser Zeit fast constant ein trübes Ansehen hat.

5) Der Inhalt dieser Chylus-Gefässe ist, die Zeit der Verdauung abgerechnet, identisch mit dem Inhalt der Lymphgefässstämme, namentlich des *Ductus thoracicus*, und zwar so bestimmt, dass man aus dem *Ductus thoracicus* Lymphe sammelte, um daran die Natur des Chylus zu studiren. Das Contingent aber, welches die Lymphgefässe des Darms zum *Ductus thoracicus* schicken, ist nur ein Bruchtheil der Lymphe im ganzen Lymphgefässsystem. Principiell haben aus diesem Grunde alle Experimentatoren gefehlt, welche die gesammte Masse der, aus dem *Ductus thoracicus* abfliessenden Lymphe als Chylus ansahen und untersuchten; faktisch aber haben sie in sofern Recht, als die Lymphe von allen Punkten des Körpers her unter normalen Verhältnissen eine gleiche Beschaffenheit hat. Unrecht haben selbstverständlich auch diejenigen gehabt, welche aus der Menge der, aus dem Brustgang abfliessenden Lymphe auf die Menge des im Darm resorbirten Chylus geschlossen haben.

Aus der weissen Färbung der Zotten bei beginnender Verdauung folgt nichts, als dass die Gewebe derselben per imbibitionem Fett aufgenommen haben. — Der flüssige Theil des Chylus aber, welcher im Act der Verdauung von der Schleimhaut des Darms in ihrer ganzen Mächtigkeit imbibirt wird, und zuweilen bis zu dem Grade sie erfüllt, dass er zwischen den Fingern tropfenweis aus ihr ausgepresst werden kann, ist eine farblose Flüssigkeit.

Wir sind daher durch keine einzige Erfahrung berechtigt, den Lymphgefässen des Dünndarms und Mesenteriums eine andre Bedeutung zuzuschreiben, als den Lymphgefässen des übrigen Organismus; oder eine andre Ursprungsweise, als jenen. Selbst wenn die Darmzotten nur ein einziges kolbiges Lymphgefäss enthalten (Koelliker), so folgt daraus nicht, dass sie damit beginnen, und dass sie nicht beginnen in unmittelbarem Zusammenhang mit dem dichten Capillargefässnetz, welches diese kolbigen Kanäle umspinnt.

Wenn es hiernach feststeht, dass die Lymphgefässe bei der Resorption des Chylus entweder überall nicht, oder wenigstens nicht in einer erkennbaren Weise betheiligt sind, so ist damit nicht gesagt, dass die permeablen Wandungen der Lymphgefässe nicht unter Umständen Flüssigkeiten imbibiren, und wenn ihr Inhalt durch Bewegung stetig entfernt wird, auch resorbiren können. Doch kommt diese Erscheinung im Organismus nur exceptionell vor, so z. B. in der Umgegend der Gallenblase, wo man das ganze Darmgewebe, und auch Lymphgefässe des Mesenteriums mit der Galle imprägnirt findet, mit welcher sie, durch die Gewebe der Gallenblase hindurch, in Contact gerathen. Stetiger Einfluss auf die Oekonomie des Organismus darf der direkten Resorptionskraft der Lymphgefässe nicht zugeschrieben werden. —

Die Locomotion der Lymphe in den Lymphgefässen geschieht durch die Stromkraft des arteriellen Blutes, wie namentlich direkt alle manometrischen Versuche beweisen, und indirekt aus den erwähnten Injectionsversuchen folgt. Unterstützt wird dieselbe wahrscheinlich durch die Elasticität der Wände der Lymphgefässe, und durch das Muskelgewebe in ihnen. Dass aber die motorische Thätigkeit dieser letztern, deren Fähigkeit zur Contraction allerdings durch die Einschnürungen bewiesen wird, die durch die Application eines galvanischen Reizes im Lymphgefäss hervorgerufen werden, der exclusive Grund der Lymphbewegung nicht sei, das lehrt, ausser den positiven Erfahrungen für die wirkliche Vis a tergo des Lymphstroms, die Füllung des Brustganges vor der Ligatur. Ist er so straff gefüllt, dass er, angestochen, seinen Inhalt im Strahl entleert, so war seine mikroskopische Muskelkraft durch die Spannung unwirksam gemacht. Seine Elasticität ist es, welche den Strahl aus der Oeffnung drängt; und sie war durch eine Vis a tergo überwunden, die von ihr unabhängig ist. Geschähe die Locomotion der Lymphe in den Lymphgefässen durch die eigne Leistungsfähigkeit der Wände, so hätte dieser Process längst durch direkte Beobachtung constatirt werden müssen. Aber das ist nicht geschehen; nur auf jene galvanische Reizung sah man isolirte Contractionen ihrer Gewebe eintreten, nicht ein Aequivalent der undulirenden Contractionen, welche die Ureteren und die Ausführungsgänge der Drüsen auszeichnen. — Jedenfalls hätte aber die eigne, zur Locomotion der Lymphe ausreichende Leistungsfähigkeit der Lymphgefässwandungen früher constatirt werden müssen, als die bekannten Experimente angestellt wurden, aus welchen folgen sollte, dass gewisse Gifte diese Leistungsfähigkeit aufheben; Experimente, gegen deren Beweiskraft übrigens ausserdem wesentliche Bedenken bestehen, namentlich das eines nicht vollständig aufgehobenen Collateralkreislaufs.

Von den Lymphdrüsen wissen wir wenig, als dass die Lymphe durch sie hindurch geht. Nicht einmal auf welchen Wegen sie dieselben passirt, ist von den Histologen übereinstimmend aufgeklärt worden. Eine chemische Veränderung der Lymphe durch sie findet nicht statt; denn die austretende Lymphe verhält sich chemisch ebenso wie die eintretende. Wohl aber ist es möglich, dass der arterielle Blutstrom, welcher relativ sehr bedeutend in jede Drüse eintritt, auf die Bewegung der Lymphe in ihnen influiren kann. Ich betrachte die Lymphdrüsen, die weder an Zahl noch an Grösse constant sind, in Solidarität mit ihren Arterien, als Supplemente der Lymphbewegung, als Aequivalente der Lymphherzen in den niedern Thierklassen.

Die einzige Veränderung, welche die Lymphe zeigt, wenn sie die Lymphdrüsen passirt hat, ist die, dass sie mehr Lymphkügelchen enthält, als vorher. Diese Kügelchen können nur dieselbe Bedeutung haben, wie die Blutkörper im Blutgefässsystem; sie sind abgestossene Gewebtheile der Lymphdrüsen.

Die übrigen Formbestandtheile, welche sich in der Lymphe zeigen, sind solche, welche sich im Blutgefässsystem ebenfalls finden, namentlich die sogenannten Chyluskörper und Blutkörper. Wie die Chyluskörper ins Blut kommen, wissen wir ebensowenig als das, was sie vorstellen. Aus diesem Grunde muss es auch zweifelhaft sein, ob ihr Name gerechtfertigt ist; keinenfalls entspricht er dem strengeren Charakter der neueren histologischen Nomenclatur.

Ob sich, wie die Lymphkörper, so auch die Blutkörper, welche sich in der Lymphe finden, zum Theil aus den Geweben der Lymphdrüsen abscheiden, und dem Lymphstrom statt dem Blutstrom in den Drüsen beimischen, wissen wir nicht; doch ist es dann wahrscheinlich, wenn das *Vas lymphaticum afferens* weniger davon enthält, als das *efferens*. Uebrigens ist ihr unmittelbarer Uebergang aus dem Blutgefäss ins Lymphgefäss constatirt durch die Untersuchung der Lymphe nach Venen-Unterbindung.

Wenn aus den entwickelten Gründen weder die Lymphgefässe noch die Lymphdrüsen bei der Bereitung des Bluts betheiligt sind, so fragt es sich, ob dies System für den Organismus irgend eine andere Bedeutung haben kann? Es scheint mir, als habe es eine solche für die Verwerthung des Bluts. Nicht als ob es hier eine direkte Beziehung zu den positiven Erfolgen des Blutes hätte; ich halte seine Dignität für eine rein mechanische. Dass das mechanische Element in diesem System überhaupt eine vorwiegende Rolle spielt, müssen wir aus seinem reichen Klappenapparat schliessen, der gewiss nur einen mechanischen Werth hat. — Da mit den bekannten wenigen Ausnahmen dies System mit allen arteriellen Capillaritäten in unmittelbarem Zusammenhang steht, muss sich seine Aufgabe an allen Wirkungspunkten des arteriellen Gefässsystems, wo es auftritt, wiederholen. — Die Mechanik hat längst erkannt, dass sie ihre Röhrensysteme, in welchen sie das Wasser unmittelbar als hydraulische oder als Dampfkraft verwerthet, mit Sicherheitsapparaten versehen muss, welche dem schwankenden Maass ihrer Kraft nur bis zu einem gewissen Maximum zu steigen erlaubt. Auch das Gefässsystem ist ein hydraulischer Apparat, in welchem eine Flüssigkeit zwar auch zu chemischen, nicht minder aber auch zu mechanischen Effecten verwerthet wird. Ich betrachte das System der Lymphgefässe als einen Apparat von Sicherheitsröhren, welche durch Klappenventile geschlossen, bei mässiger Füllung des Blutgefässes wirkungslos sind; bei stärkerer Füllung aber, und bei stärkerer Pressung öffnet sich der Verschluss, und bietet einen Abzugsweg für die, in den elastischen Blutbahnen mächtiger concentrirte Flüssigkeit; auch die Lymphgefässe gestatten dem schwankendem Maas der Kraft, mit welcher das Blut strömt, ein Wachsen nur bis zu einem gewissen Maximum; die an den Wandungen des Blutgefässes strömende Flüssigkeit, die wenig Formbestandtheile enthält, tritt in sie ein, und bildet die Lymphe, die als ein unmittelbarer Bestandtheil des Blutes sich, ohne weitere Veränderung zu erleiden, unmittelbar wieder dem Blute beimischen darf.

So erscheint das Lymphgefässsystem als ein rein passives Element im Körper, welches mit keinen Mitteln ausgestattet ist, die es irgend eine nennenswerthe selbständige Leistung auszuführen befähigten. Es steht unter dem unmittelbaren Einfluss des Blutgefässsystems, also unter dem motorischen Impuls des sympathischen Nerven. Seine Bewegungserscheinungen bilden ein Glied in dem System von Bewegungen, welches im Herzen beginnt.

Ueber die Wirkung des Bluts auf seine eignen Bahnen ist wenig bekannt. Die Erhaltung ihrer Integrität wird direkt durch die *Vasa vasorum* gesichert, die nach ihrer Wirkung ihren (venösen) Inhalt in das Lumen der Blutgefässe ergiessen. — Die selbständigen Leistungen, zu welchen die Blutgefässe, von ihren Eigenschaften unabhängig, fähig sein könnten, sind für ihre Bedeutung als System ohne allen Werth; so auch die der Capillaren, welche man zu statuiren geneigt ist. Die anatomische Untersuchung hat bewiesen, dass dieselben nicht in der Art mit Nerven versehen sind, dass sie unter dem stetigen Einfluss derselben stetige Leistungen auszuführen vermögten. Die an ihnen wahrgenommenen Contractionen und Expansionen scheinen in ihrem wichtigsten Theil abzuhängen, einmal von den Modificationen, welche die das Blut bewegende Kraft selbst erleidet, dann von der Expansion und Contraction der Gewebe, durch welche sie strömen, mit deren Ausdehnung sie enger, mit deren Zusammenziehung sie weiter werden. Auch chemische oder physikalische Reize auf diese Gewebe können daher ihr Lumen verändern. — Die den Pulsationen ähnlichen Bewegungserscheinungen, welche namentlich an grösseren Venenstämmen beobachtet sind, setzen die Anwesenheit sympathischer Nerven und organischer Muskelfasern voraus, die sich ja auch in den Venen finden; Effecte hängen nicht davon ab. — Die grosse Menge sympathischer Nervengeflechte, welche den Bahnen der Blutgefässe folgen, scheinen an ihnen bei ihrem centripetalen Verlauf eine feste Unterlage, Stützpunkte zu finden, ohne dass sie einen Nerveneinfluss auf die Gefässhäute selber ausüben.

Ob die Blutgefässe auf die Beschaffenheit des Blutes selber einen irgendwie bedeutenden Einfluss haben können, ist ungewiss. Nach den Erfahrungen von Winn ist es nicht unwahrscheinlich, dass ihre Elasticität und ihre wechselnde Dehnung durch das Blut dem Process der Wärmebildung zu Gute kommt, welche die stetige Reibung des Blutes nothwendig macht. Denn Winn fand, dass ein zolllanges Stück der Aorta eines Ochsen bei seiner Dehnung um das Doppelte seiner Länge eine Temperaturerhöhung von 2° F. erfuhr. — Ausserdem ist es bei der anatomischen Sachlage nothwendig, dass das Epitelium der innern Gefässhaut von dem Blutstrom selbst fortgerissen wird, wenn es üsirt ist; ob dasselbe aber zu irgend einem der bekannten Mischungsbestandtheile des Bluts eine Beziehung hat, ist unbekannt; ebenso, ob die Kerne, welche auf allen Capillargefässen beobachtet sind, noch ferner im Stoffwechsel unter irgend einer Form wieder erscheinen.

Die Wirkung des Bluts auf die sexuelle Sphäre bietet nichts Eigenthümliches dar; es unterstützt ihre Nervenelemente, erhält die Integrität ihrer Gewebe. Den Keimelementen aber, welche in Secretionsstoffen aus dem Blut die Bedingungen ihrer Existenz finden, kommt ein andrer Ursprung als aus dem Blute zu.

Als ein Effect, der wesentlich der vegetativen Sphäre zugemessen werden muss, ist die Wärmebildung im Organismus anzusehen. Dass zu derselben auch die animale ihr Contingent stellt ist erwähnt worden. Gewiss ist, dass die sexuelle Modificationen derselben herbeiführen kann; ob sie im gewöhnlichen Lauf der Dinge zur Wärmebildung beiträgt, ist unbekannt. — So wünschenswerth es ist, alle Coëfficienten der Wärmebildung zu kennen, und die Bedeutung jedes einzelnen für den Totaleffect richtig zu würdigen, so ist dies doch bei der gegenwärtigen Lage der Dinge nicht möglich. Denn die wichtigsten positiven Data, welche uns bei der Erwägung des Gegenstandes leiten könnten, sind nicht so exact ermittelt, dass sie als Grundlage für Folgerungen dienen könnten. Namentlich bieten z. B. die Temperaturmessungen der verschiedenen Beobachter wesentliche Differenzen dar; bald wird die Temperatur des Bluts im rechten, bald die im linken Ventrikel als höher angegeben, bald fand man sie gleich; bald wird der Verbrennungsprocess von Kohlenstoff im Act der Respiration als ein Motiv für die Erhöhung der Bluttemperatur angeführt, bald das Eindringen der Luft in die Bronchien als ein Motiv für ihre Abkühlung in demselben Act. Was die Eigentemperatur der verschiedenen Organe, was der Process der venösen Umwandlung des Bluts in der arteriellen Capillarität des grossen Kreislaufs, was die Reibung des Bluts und die Dehnung der arteriellen Wandungen in Bezug auf die Temperaturveränderungen ausrichtet, ist nicht mit Sicherheit festgestellt. Bis auf Weiteres müssen wir uns darauf beschränken, den Oxydationsprocess im Stoffwechsel als den wichtigsten Coëfficienten der Wärmebildung anzuerkennen.

Ausser den bisher besprochenen Bewegungserscheinungen begegnen wir noch einer andern, die jetzt noch eine isolirte Stellung behauptet. Dies ist die Flimmerbewegung. Wir kennen von ihr eben nur die Erscheinungen selbst, und von ihren Coëfficienten die Epitelialgebilde, welche direkt dabei betheiligt sind. Von ihren Erfolgen wissen wir nur annähernd durch die Richtung, welche sie in den Bronchien von innen nach aussen hat, von den Lungenbläschen nach der Trachea zu, dass sie die Excretion des Sekretes begünstigen kann, welches die Drüsen der Bronchialschleimhaut absetzen. Uebrigens sind ihre Erfolge für den Haushalt des Organismus noch als incommensurabel anzusehen. Einer Erklärung ist sie unzugänglich.

Die sexuelle Sphäre.

Die zweite Gruppe der organischen Sphäre, die sexuelle, macht es dem Menschen, wie den höher entwickelten Organismen überhaupt möglich, das Fortbestehen der Gattung zu sichern. Auf die Existenz des Individuums hat sie keinen unmittelbaren Bezug. In ihr entwickeln sich die Keime der neuen Individuen; durch sie wird der Act der Befruchtung vermittelt, — hier die einzige Art der Fortpflanzung; — in ihr wird nach der Befruchtung das neue Individuum ausgebildet, bis es zu einem, vom mütterlichen unabhängigen, selbständigen Leben fähig ist.

Während bei beiden Geschlechtern die gleichnamigen Theilganzen und ihre histologischen Elemente in der animalen und vegetativen Sphäre gleich gestaltet und gebaut sind, begegnet uns in der sexuellen eine so bedeutende Differenz der Organe zumal, dass von mancher Seite kaum eine durchgreifende Parallele derselben für beide Geschlechter zugestanden wird. Principiell gleich ist in beiden nur der Charakter der activen Elemente, die auch in dieser Sphäre das erste Glied in dem System von Bewegungen bilden, die ihr eigenthümlich sind.

Wie sich die Bedeutung der vegetativen Sphäre an die Bereitung und an die Verwerthung des arteriellen Blutes anschliesst, so die der sexuellen an die Bereitung und Verwerthung der Keimelemente. Die passiven Gewebe dieser Sphäre bilden daher theils die Entwicklungsstätten der Keimelemente, theils führen sie die Bewegungen aus, welche in dieser Sphäre allein auf die Verwerthung der Keimelemente Bezug haben.

Die Fähigkeit zu empfinden haben die Gewebe der sexuellen Sphäre ebensowohl wie die der vegetativen. Und wie in dieser eigenthümliche Sensationen auftreten, die man füglich als Aequivalente der psychischen Actionen betrachten kann, so dürfte auch die bekannte, für die sexuelle Sphäre charakteristische Sensation als ein solches Aequivalent unbedenklich angesehen werden können. Auch ihren Ausgangspunkt werden wir in den sympathischen Nervenelementen zu suchen haben, die in einer bestimmten Gruppe der sexuellen Gewebe enthalten sind, und auch für sie müssen wir als die Leiter des Empfundenen zum Bewusstsein, zum centralen Nervensystem der animalen Sphäre, die ausserhalb der Gewebe liegenden Fäden und Geflechte des sympathischen Nervensystems ansehen. Zur Verwerthung der Keimelemente, im Act des Samenergusses beim Mann, im Geburtsact beim Weibe, weckt die sexuelle Sphäre durch Reflexreiz die animale zur supplementären Thätigkeit. —

Die Brustdrüse des Weibes ist kein Bestandtheil der sexuellen Sphäre, wie man aus den Veränderungen derselben in der Periode der Lactation schliessen zu müssen geglaubt hat. Sie gehört unzweifelhaft der vegetativen an, und wird auf unbekannte Weise während jener Zeit zu lebhafter Thätigkeit geweckt.

Die Wirksamkeit der sexuellen Sphäre bezieht sich also auf ein neues Element, welches in ihr auftritt, auf die Keime nämlich zu neuen Individuen derselben Gattung.

Die Keimelemente.

Die Keimelemente selbst sind Objecte, denen eine sehr verschiedene Beurtheilung zu Theil wird. Sie sind für das männliche Geschlecht das Spermatozoon, für das weibliche das Ovulum.

1) Das Spermatozoon dringt uns auf den ersten Anblick die Ueberzeugung auf, dass es ein animalischer Organismus sei. Es theilt sich in Kopf und Schwanz, ist in unzähliger Menge frei in der Saamenflüssigkeit suspendirt, bewegt sich lebhaft, und aller Analogie nach zu schliessen, freiwillig; wird durch Gifte getödtet, zuweilen nur scheintodt und wieder lebendig. Aber ihm fehlt, soweit die Beobachtung reicht, jede „Organisation," und dieser negative Grund ist entscheidend gewesen, seine animale Bedeutung zu negiren, und ihm die Be-

nennung Saamenfaden, Saamenzelle zu geben, — eine transitorische Bezeichnung, die nur aus der Absicht entspringen konnte, die zweifelhafte Natur dieses kleinen Geschöpfs durch einen zweifelhaften Namen anzudeuten.

Der Nachweis, dass das Spermatozoon selbst unter den Bestandtheilen des väterlichen Contingents zum Keime derjenige ist, welcher die Basis des neuen Organismus construiren hilft, ist bis zur Evidenz geliefert worden.

Spermatozoën als die männlichen Keimelemente finden sich durch das ganze Thierreich hindurch, ja bis tief in das Pflanzenreich hinein. Die Spermatozoën der Kryptogamen sind eine folgenreiche Erscheinung, welche wir jedoch zu weitern Consequenzen noch nicht zu benutzen wagen.

2) Das Ovulum mit seinem Keimbläschen, seinem Chorion und Dotter gilt für das mütterliche Contingent zum Keim schlechtweg, welches jedoch, ehe es sich zum neuen Organismus entwickelt, befruchtet werden muss.

Wir halten es kaum für zweifelhaft, dass das eigentliche mütterliche Keimelement noch vollständig unbekannt ist, und können nur mit einiger Sicherheit behaupten, dass es sich befinden muss innerhalb des Keimflecks, da, wo die ersten Spuren des sich bildenden Embryo auftreten. Das Keimbläschen selbst verschwindet, schon ehe der befruchtete Keim an die Uteruswandung sich anheftet. Das Chorion, der Dotter, das Keimbläschen, sind theils die Träger und die Entwicklungsstätten, theils das Ernährungsmaterial für das Unbekannte.

So lange bis diese Lücke unsrer Kenntnisse durch die Naturforschung ausgefüllt ist, bis wir das Aequivalent des Spermatozoon im Ovulum kennen, sind wir genöthigt, den fehlenden Thatbestand durch eine Vermuthung zu ergänzen; und diese geht dahin, dass im Keimfleck ein, selbständiger Leistung fähiges, individuelles Geschöpf enthalten ist, ein Protorganismus, von dem wir nicht wissen, ob er Pflanze ist oder Thier, oder ein Organismus sui generis.

Mit diesem seinen Aequivalent im weiblichen Geschlechte, vereinigt sich das Spermatozoon im Act der **Befruchtung**. Ob es durch eine Mikropyle oder durch die Interstitien der Chorion-Elemente in den Dotter dringt, und von hier aus sich selbst, oder nur seine Propago mit dem Unbekannten im Keimfleck materiell zusammenfügt, oder ob es denselben Erfolg auf irgend eine andre Weise erreicht, das ist für das Princip irrelevant. Aber das Princip steht fest; es vereinigt sich ein materielles, individuelles Keimelement, welches im männlichen Organismus entstand, mit einem ebenso materiellen, ebenso individuellen, ähnlicher selbständiger Leistungen fähigen Keimelement, welches im weiblichen Organismus gebildet wurde, wenn der Keim zu einem neuen Organismus construirt, wenn die Basis eines neuen Organismus gelegt wird. Aus diesem Keim geht, unter geeigneten Bedingungen, der neue Organismus selbst hervor. Der Act der Befruchtung ist der Act der Vereinigung zweier Protorganismen, deren einer das väterliche, deren andrer das mütterliche Keimelement ist. Jeder von ihnen bewahrt nach dieser Vereinigung seine selbständige Leistungsfähigkeit; sie bilden in ihrer Vereinigung den Ausgangspunkt des neuen Organismus, der wieder die Bildungsstätte des Einen oder des Andern wird. Sie bringen in den neuen Organismus hinüber ihre selbständige Leistungsfähigkeit, und den **Typus**, das ist: das uns unbekannte Gesetz seiner künftigen Form und Mischung. Eine Bestätigung dieser Ansicht liegt in den unbestrittenen Thatsachen:

Dass die erste Spur des Embryo sich am Keimfleck zeigt; dass ohne Concurrenz mit seinem Aequivalent im andern Geschlecht sich weder Spermatozoon noch Ovulum zum Organismus entwickelt; und, dass in der Form des vollendeten neuen Organismus die Form des väterlichen wie des mütterlichen Keimproducenten erkennbar ist, am deutlichsten in den constanten Formen der Bastarde.

Im vollendeten Organismus zeigen sich zwei Nervensysteme, verschieden im Einzelnen, aber homogen beide; beide selbständiger Leistungen fähig, und in vielfacher Verbindung unter einander; jedes mit einem besondern Wirkungsgebiet. Jedes dieser Systeme führt durch eine Reihe andrer organischer Elémente gewisse Reihen von Bewegungserscheinungen aus, und bildet den physiologischen Mittelpunkt je Einer Sphäre des Organismus. Diese beiden Sphären ergänzen sich gegenseitig zur Totalität des Individuums. Jedes der beiden Nervensysteme in diesem scheint die Fortsetzung Eines Keimelementes zu sein, dessen Entwicklung zu seiner endlichen Erscheinungsweise durch das andere Keimelement bestimmt wurde, mit welchem es im Act der Befruchtung collidirte.

Der Beweis für diese Anschauung wird mit experimenteller Genauigkeit nie zu führen sein. Wenn aber im vollendeten Organismus zwei selbständige Primum moventia vorhanden sind; wenn in den Organismus zwei selbständige Organismen eintreten, deren einer die deutlichste eigne Leistungsfähigkeit zeigt, welche aus seinen chemischen und physikalischen Eigenschaften nicht abzuleiten, und die beim andern wahrscheinlich ist; wenn es bewiesen ist, dass diese beiden Elemente die unerlässlichen, wesentlichsten Bedingungen der Neubildung von Individuen Einer Gattung sind; wenn Gehirn und Rückenmark im Ganzen die typische Form der Spermatozoën wiederholen; wenn die organische Sphäre die Existenzbedingungen und die Wirkungssupplemente für die Sphäre des Gehirns und Rückenmarks liefert, wie das Ei den Dotter als Existenzbedingung für den Protorganismus im Keimfleck, und für das Spermatozoon, das sich an ihm und mit ihm entwickelt: so liegt die Vermuthung nahe, dass das cerebrospinale Nervensystem auf das Spermatozoon als seinen Ausgangspunkt zurückführt, das sympathische Nervensystem aber auf das Unbekannte im Keimfleck des Ovulum.

Wenn man bedenkt, dass das Spermatozoon auf der einen, das Ovulum auf der andern Seite, beide mit abweichender Form, durch alle generischen Gruppen des Thierreichs hindurch sich in gleicher Bedeutung wiederfindet; dass man weder für das Eine noch für das Andere in dem grossen Schatz naturhistorischer Erfahrungen ein Gleichartiges gefunden hat, mit welchem es zu einer Gruppe vereinigt werden könnte: so wird man unwiderstehlich zu der Annahme geleitet, dass das Spermatozoon und das Aequivalent desselben im Ovulum eine Organismengruppe für sich bildet, welche zwischen dem Thier- und Pflanzenreich in der Mitte steht, und welche allein ausschliesslich die Bezeichnung Protorganismen verdient. Auch liegt es nahe, diese Protorganismen zu Trägern des Princips zu erheben, welches der grossartigen Naturerscheinung des Generationswechsels zu Grunde liegt. Wir glauben nicht, dies Princip auf die wenigen Gruppen beschränken zu müssen, die uns bekannt geworden sind als Beispiele desselben; sondern glauben es in der Geschichte aller Organismen wiederzufinden. Selbst im Pflanzenreich begegnen wir einem männlichen und einem weiblichen Keimelement, und auch diese müssen ein selbständiges Etwas im Act der Befruchtung in die neugebildete Pflanze übertragen, müssen also selbst ein selbständiges materielles Etwas sein. Auch auf das Pflanzenreich dehnt sich das Princip des Generationswechsels aus. Es ist in hohem Grade wahrscheinlich, dass, wenn wir uns teleologisch auszudrücken wagen dürfen, der Organismus um der Protozoën willen entsteht, wie er durch die Collision wahlverwandter Protozoën gebildet wird. Die Organismen sind die Keimstätten der Protozoën. Die höheren thierischen Organismen haben ihren Gipfelpunkt erreicht, wenn die ihnen proportionalen Keimelemente zur vollen Entwicklung gekommen sind; sie neigen sich zum Untergang, wenn sie keine Protorganismen mehr zu entwickeln vermögen. In diesem Sinne ist uns das Spermatozoon und das Ovulum das erste und das letzte Glied in der Erscheinungsreihe der höheren Organismen.

Die Modification, welche die Gestalt der Protorganismen in den verschiedenen Thiergattungen zeigt, und welche wir in ihren übrigen, uns noch weniger als die Gestalt bekannten Charakteren voraussetzen zu müssen glauben, scheint den verschiedenen generischen, specifischen und individuellen Typus der Organismen zu bedingen, die aus ihrer Combination hervorgehen.

Es scheint ferner nothwendig anzunehmen, dass diese Protorganismen diejenigen Elemente, aus welchen in den durch sie begründeten neuen Individuen sich Spermatozoën und Ovula neu reproduciren können, also die Keime zu neuen, gleichartigen Protorganismen, in die neuen Individuen mit sich hinübernehmen. Da die Naturforschung überall sonst das Princip der Generatio aequivoca beseitigt hat, müsste dasselbe hier in Anwendung kommen. Und wie wäre mit dem heutigen Standpunkt der Naturforschung die Annahme zu vereinen, dass sich unter den allerverschiedensten Umständen die stetigen Formen der Spermatozoën und der Ovula (diese als solidarisch mit dem Unbekannten in ihrem Keimfleck) im ganzen Thierreich durch Generatio aequivoca bilden sollten?

Durch diese Anschauung wird zwar die Geschichte der Fortpflanzung bei den Protorganismen nicht aufgeklärt; denn die theoretische Verfolgung der hieher gehörigen Verhältnisse führt nothwendig zu den Fragen: 1) woher denn das erste Spermatozoon, das erste Ovulum? und 2) wie giebt die voraufgehende Generation der folgenden die Mittel zur Vervielfältigung, und welche Mittel? Aber die Unmöglichkeit, auf naturhistorischer Grundlage diese Fragen zu erörtern oder gar zu beantworten, steht der Annahme nicht entgegen, dass es nothwendig sei für die vereinigten Bildner des Organismus, in die neuen Individuen die Mittel zu ihrer Vervielfältigung mit hinüberzutragen, und dass sie in denselben nicht durch Generatio aequivoca, sondern durch diese mitgebrachten Keime sich vervielfältigen. Die biologische Forschung gelangt hiedurch nicht zu einem endlichen Abschluss, und dazu wird sie nie kommen, wohl aber gewinnt sie einen Ruhepunkt, und bestimmte Gränzen gegen die speculative Fortsetzung, welche die Philosophie ihr bieten mögte.

Die interessante Erscheinung der Unfruchtbarkeit bei den Bastarden in den höheren Thierspecies findet durch diese Auffassung ihre approximative Erklärung. Denn sie beweist, wie es scheint, nicht bloss, dass überall nur gewisse Arten von Spermatozoën mit gewissen Arten von Ovulis sich vereinigen, und neue Individuen bilden können, sondern auch, dass nicht in allen Fällen, in welchen aus der Collision zweier, sich proportionaler Protorganismen ein neues Individuum sich bilden konnte, auch zugleich die Bedingungen vorhanden sind, unter welchen in diesen neuen Organismen eine gleichartige Progenies der Protorganismen entstehen kann, sondern dass für diesen Erfolg die Verwandtschaft der Protorganismen noch engere Gränzen beobachtet, als bei der Organismenbildung überhaupt.

Die Zelle.

Man hat diese beiden Keimelemente, das Spermatozoon und das Ovulum, der allgemeinen Kategorie der Zellen zugerechnet. Weil die Zelle zu einem Princip in der Physiologie erhoben worden ist, weil ihr von den bedeutendsten Forschern eine grosse biologische Bedeutung zugeschrieben wird, kann ich nicht umhin, mich über die Bedeutung zu erklären, welche ich diesem Begriff zugewiesen sehen mögte.

Zellen werden vorzugsweise die letzt-erkennbaren Formelemente der organischen Gewebe genannt. Bleiben wir bei den höhern Thierorganismen stehen, so finden wir sie namentlich als stetige Formen in den Geweben, welchen wir einen passiven Charakter vindicirten. Ausserdem werden aber auch die Ganglienkörper Zellen genannt, und, wie gesagt, die Keimelemente.

Wenn man es für nothwendig hielt, einen gemeinschaftlichen Namen für eine grosse Menge formell und materiell verschiedener Substanzen zu wählen, so war es vor allen Dingen erforderlich einen exacten, generischen Charakter für die Objecte, die man so zusammenfassen, hier also Zellen nennen wollte, aufzustellen. Jedoch ich fürchte sehr, dass es, wie bisher, unmöglich sein wird, diesen exacten generischen Charakter für den Begriff, den man mit dem Ausdruck Zelle verbindet, zu finden; die Formen und Objecte, welche man Zellen zu nennen pflegt, sind zu heterogen. Wenn man aber Objecte, wie die Keimelemente und die Nervenzellen, unter dieselbe allgemeine Bezeichnung aufgenommen wissen will, so ist es nothwendig, die Gesammtgruppe der Zellen wenigstens in zwei Unterabtheilungen zu bringen, und in die Eine derselben diejenigen Objecte zu stellen, welchen eine, von ihren Eigenschaften unabhängige eigne Leistungsfähigkeit zukommt, active Zellen, und in die Andere alles Uebrige, was nur durch seine Form und die Eigenschaften seiner Bestandtheile Bedeutung hat. Nach einer solchen Trennung würde ich, bis sich die Ganglienkörper und die Keimelemente von dem generischen Zwange völlig emancipirt haben, nur diese beiden Kategorien von Objecten für die Gruppe der activen Zellen in Anspruch nehmen, alle übrigen aber (natürlich mit Einschluss aller Blutkörper) der Gruppe der passiven zuweisen. Mit Ausschluss jener beiden halte ich es für unmöglich, aus den constatirten Thatsachen Gründe für einen, selbständiger Leistungen fähigen Charakter der Zelle an sich abzuleiten. Die Zelle thut nichts, sondern sie lässt mit sich geschehen; sie bildet sich nicht, sondern sie wird gebildet; sie ist ein Product aus Factoren, von denen wir allerdings kaum eine Andeutung der chemischen, viel weniger noch der morphologischen kennen; aber wir wissen, dass kein Ding, also auch nicht die Zelle, die Ursache seiner selbst ist. Sie wird gebildet im Organismus, aus der Collision ruhender und bewegter, chemisch differenter Substanzen, an Stellen, wo sie, weil dort die Bedingungen ihrer Bildung sind, nothwendig entstehen musste; in der Form, die ihr durch die unbekannten Gesetze des Typus vorgeschrieben wird. Die Gesetze des Typus aber sind die unbekannten, den Keimelementen immanenten Qualitäten, die wir nur aus ihren Folgen in dem, aus ihnen entwickelten Organismus erkennen können. Die Zelle hat physikalische und chemische Eigenschaften, aber sie hat, wenn wir die Ganglienkörper und die Keimelemente ausschliessen, keine selbständige Leistungsfähigkeit ausserdem. Der Ausdruck Zelle bezeichnet jedoch streng genommen nur die Form, in welche sich das organische Material bei seiner Verwerthung im Organismus fügt. Die Zelle tritt nicht als fertiger Baustein in den Organismus ein, sondern sie entsteht an dem Punkte, wo wir sie finden, aus dem allgemeinen Cytoblastem des Organismus, aus dem stetig erneuten arteriellen Blut. Sie kann aus ihrer Verbindung mit dem Organismus losgerissen, getrennt werden, und wie die Blutkörper noch eine Zeit lang in einer modificirten Form existiren, ist dann aber nur noch die Ruine einer Zelle.

Durch das ganze Pflanzenreich und durch den Theil des Thierreichs hindurch, in welchem die Fortpflanzung durch Theilung und Knochenbildung geschieht, scheint dieselbe Zelle, welche der Baustein der Pflanze, des Thiers ist, zugleich eine Fortsetzung des combinirten Keims zu enthalten, aus welchem der neue Organismus ohne Eintritt neuer Keimelemente gebildet werden kann. Auch kann der Keim der höheren thierischen Organismen an eine isolirte Formation gebunden sein, welche dem ungefähren Begriff Zelle entspricht. Aber daraus folgt nicht, dass die Zelle als solche ein Organismus sei, der Lebenserscheinungen producirt, und der sich vervielfältigt. — Wäre aber der Keim die „Urzelle", die sich durch Vervielfältigung in infinitum fortpflanzt, so wäre nichts natürlicher, als die Forderung, dass die Gestalt der Urzelle sich in der Gestalt aller übrigen Zellen des Organismus wiederholen müsste. — Auch die Erscheinung der sogenannten Mutter- und Tochter-Zellen kann uns kein Motiv sein, einmal: aus der Beobachtung, dass ein grösseres Bläschen mehrere kleine, gleichartige umschliesst, das Princip der endogenen Fortpflanzung der Zellen, dann: aus der Coincidenz einiger, das Ansehen halb getheilter Zellen tragender Gewebtheile das Princip der Fortpflanzung durch Theilung abzuleiten. — Am wenigsten aber ist die Bedeutung zu verstehen, welche man dem Kern der Zelle beimisst. — Doch es genüge, diese Bedenken angedeutet zu haben.

Vorläufig wird es richtiger sein, die Keimelemente nicht den Zellen zuzurechnen.

Die Geschichte der Anfangs getrennten, dann vereinigten Keimelemente enthält, namentlich in ihren ersten Momenten so wesentliche Lücken, dass die Darstellung dessen, was die exacte Beobachtung darüber zur Disposition stellt, nur ein sehr fragmentarisches Bild geben würde. Und doch ist gerade dieser Punkt, als die Gränze der Naturforschung in der Organismenwelt, ein Gegenstand von der höchsten Wichtigkeit, und wir müssen hoffen, dass die direkte Beobachtung bald eine Brücke schlägt über die Kluft, welche zwischen der Keimbildung und dem Moment liegt, wo ein zugänglicheres Material die späteren

Folgen der Keimbildung, die Entwicklung des neuen Individuums deutlicher erkennen lässt.

Das Wachsen des höheren Thierorganismus aus dem Keim im Fruchthalter der Mutter bildet eine Parallele zu der Vegetation der Pflanze. Wie ein Samenkorn in die Erde, so bettet sich der Keim in die Wandung des Uterus; er treibt Wurzeln in diesen Theil des mütterlichen Organismus hinein, und zieht aus ihm seine Nahrung. Er treibt einen Stamm, die Nabelschnur, und auf diesem Stamm wächst der neue Organismus, eine Frucht, in welcher der Samen zu neuen Individuen enthalten ist. Ist die Frucht reif, so trennen sich die Wurzeln (Placenta) von dem Boden, in den sie eindrangen; Wurzel, Stamm und Frucht werden von ihm ausgestossen. Stamm und Wurzeln vergehen; die Frucht beginnt ein selbständiges Dasein, unter der Gestalt des lebenden Organismus. Seine Phasen laufen parallel mit der Bildung und Entwicklung der in ihm enthaltenen Keimelemente.

Wenn zwar die sexuelle Sphäre für die Erhaltung des Individuums unmittelbar ohne Bedeutung ist, so übt sie doch einen entschiedenen Einfluss auf die übrigen Sphären aus. Wie weit dieser Einfluss reicht, ist eine Frage, die verschieden beantwortet wird, jedoch mehr auf subjectiver als auf objectiver Grundlage. Gewiss ist, dass dieser Einfluss viel bedeutender im weiblichen als im männlichen Geschlecht ist. Wir brauchen nur an die Folgen zu denken, welche die Menstruation, die Schwangerschaft, die Entbindung und das Wochenbett für alle Sphären des weiblichen Körpers hat. Für das männliche Geschlecht erkennen wir diesen Einfluss am deutlichsten durch die Folgen der Castration; in beiden Geschlechtern im Act der generativen Vereinigung. In diesen extremen Situationen treten Ursache und Wirkung deutlich hervor. Anders ist es im ruhigen Ablauf der Lebenserscheinungen. Auch hier lässt sich der Einfluss der sexuellen Sphäre auf die übrigen nicht verkennen, aber Ursache und Wirkung treten als solche auf, sind leicht mit einander zu verwechseln, und die subjective Schätzung behält einen grossen Spielraum.

Dies sind die natürlichen Gruppen, in welche die Lebenserscheinungen des Organismus und ihre Coëfficienten zerfallen. In ihm zu einem harmonischen Ganzen verschmolzen, wirkt keine Sphäre für sich allein, keine kann der andern entbehren, um ihre specifischen Leistungen vollkommen auszuführen. Keine Lebenserscheinung ist die unmittelbare Leistung eines einfachen Elementes; jede ist ein Glied in einem System von Bewegungen, und das Produkt aus dem Zusammenwirken verschiedener Coëfficienten. Zum Leben des Ganzen gehört die Mannigfaltigkeit seiner Theile mit ihrer Leistungsfähigkeit und ihren Eigenschaften.

Obgleich sich anatomisch die Bestandtheile dieser Gruppen an ihren Berührungspunkten durchdringen, so dass es nicht immer möglich ist, namentlich unter den unwesentlichen Elementen derselben die Gränze der einen und der andern zu bestimmen, so unterscheiden sich doch die wesentlichen Bestandtheile der einen und der andern so, dass schwer eine Verwechslung stattfinden kann. Ihre Leistungen greifen ebenfalls der Art in einander, dass zu ihrer Unterscheidung an ihren Verbindungsstellen volle Aufmerksamkeit erforderlich ist; und obgleich bei jedem physiologischen Act bald mittelbar, bald unmittelbar die beiden Sphären betheiligt sind, so lässt sich doch das Ressort des einen und des andern ihrer Momente mit Sicherheit nachweisen.

Die Lebenskraft.

Wenn es gelungen ist, in der bisherigen Darstellung zu zeigen, dass jede Bewegungs-Erscheinung im Organismus zu einem System von Bewegungen gehört, welche von einem System von bewegten Körpern ausgeführt wird; dass das empirisch erkennbare erste Glied in solchem System von bewegten Körpern die Bewegung der übrigen Glieder des Systems veranlasst; so sind die Motive gegeben, aus welchen folgt, dass Lebenskraft ein wissenschaftlich gerechtfertigter Begriff ist. Es ist hiebei zunächst irrelevant, ob Ein oder mehrere Systeme von bewegten Körpern im Organismus enthalten sind; ob ihre Bewegungen durch Ein Primum movens angeregt werden oder durch mehrere; ob das Primum movens durch eine motorische Eigenschaft oder durch eigne Bewegung wirkt; und noch weniger kommt es darauf an, woher das Primum movens in den Organismus, woher ihm seine motorische Leistungsfähigkeit gekommen sei. Es genügt vollkommen zur allgemeinen Definition der Lebenskraft, wenn constatirt ist, dass sich innerhalb der Substanzen, welche den Organismus zusammensetzen, Eine befindet, welche empirisch nachweislich die Bewegung der übrigen veranlasst. Dies Primum movens ist empirisch constatirt; ebenso das System in den Bewegungen des Organismus, die wir seine Lebenserscheinungen nennen. Die Fähigkeit des Organismus überhaupt, durch seine constitutiven Elemente Systeme von Bewegungen auszuführen, welche seinen Elementen proportional sind, und angeregt werden durch ein Primum movens unter ihnen, ist eben das, was wir sein Leben nennen. Jene Fähigkeit des Primum movens ist eine Kraft; sie ist die Kraft, auf welcher als auf seinem wesentlichen Moment das Leben beruht; denn die Systeme von constitutiven Elementen ohne diese Kraft leben nicht, haben kein Leben. Diese Kraft, ob Eigenschaft, ob Bewegung, ist die Lebenskraft.

Es kann jetzt auch keine Schwierigkeit weiter haben, die Kraft, die wir eben als eine unbekannte Grösse ermittelt, in eine bekannte zu verwandeln. Wir haben im Organismus zwei Hauptgruppen seiner constitutiven Substanzen anerkannt und Sphären genannt. In beiden Sphären werden durch verschiedene Substanzen verschiedene Reihen von Bewegungen ausgeführt. In jeder Sphäre weist die Untersuchung je Ein Primum movens nach, welches die, einer jeden eigenthümlichen Systeme von Substanzen zu ihren eigenthümlichen Bewegungen anregt. In der Einen Sphäre wurde das cerebrospinale, in der andern das sympathische Nervensystem als Primum movens constatirt. Die motorische Kraft des cerebrospinalen und die des sympathischen Nervensystems bilden also zusammen die Lebenskraft.

Diese beiden Kräfte verbinden sich zwar unter einander, sie ergänzen sich gegenseitig, die eine ist die Voraussetzung der andern; aber diese beiden Kräfte heben sich nicht gegenseitig auf, indem sie eine Resultirende bilden, sondern sie bilden eine Summe, deren Elemente das Leben hindurch isolirt bleiben, und ihre Selbständigkeit bewahren. Lebenskraft ist daher die Summe aus der motorischen Kraft des cerebrospinalen, und der motorischen Kraft des sympathischen Nervensystems.

Das Leben selbst aber, als die Fähigkeit des Substanzcomplexes, den wir Organismus nennen, durch ein inmitten seiner constitutiven Elemente befindliches Primum movens die ihnen proportionalen Bewegungen auszuführen, ist die resultirende Grösse der Leistung aus der Wechselwirkung des cerebrospinalen und des sympathischen Nervensystems mit den passiven Geweben der animalen

und der organischen Sphäre, und mit den adäquaten äussern Lebensbedingungen.

Diese specielle Definition des Lebens und der Lebenskraft kann sich natürlich nur auf die Organismen beziehen, in welchen ein cerebrospinales und ein sympathisches Nervensystem existirt. Ganz allgemein aber und mit Recht schreiben wir Leben auch allen übrigen Naturobjecten zu, welche wir Organismen nennen. Organismus und lebensfähiger Körper sind identische Begriffe; und überdies, wo Leben ist, ist auch Lebenskraft. Beides muss also in jedem einzelnen Individuum der Thier- und Pflanzenwelt vorhanden sein. Denn Leben und Lebenskraft kann nach dem Obigen nichts Allgemeines sein, welches im Weltall suspendirt, in die Organismen eingriffe; sondern beides ist etwas rein Individuelles. Jedes Organismen-Individuum hat ein individuelles Leben, und jedes eine geschlossene Lebenskraft-Einheit. So viel Organismen, so viel Lebenskraft-Einheiten giebt es in der Natur. — Aber wir sind nicht im Stande, in jedem Organismus das Primum movens oder die Systeme seiner Substanzen und Bewegungen so nachzuweisen, wie in den höheren Thieren. In den niedern Thieren, vorzüglich aber in den Pflanzen vermögen wir gewissermassen nur d i e Lebenserscheinungen zu erkennen, welche wir als ein Aequivalent derjenigen ansehen müssen, die wir im höhern Organismus der organischen Sphäre zuweisen; ihr Wachsen, die Erhaltung ihrer Integrität, ihren Stoffwechsel, ihre Fortpflanzung. Von Erscheinungen, welche auf die Gegenwart einer animalen Sphäre bezogen werden könnten, finden wir nur seltne Andeutungen. Das Primum movens in ihnen ist uns empirisch unbekannt; und von den Keimelementen wissen wir in einer grossen Reihe von Organismen noch viel weniger als bei den höhern Thieren. Aber wir wissen, dass auch bei den Pflanzen, bei welchen die sexuelle Sphäre am vollkommensten entwickelt und der Beobachtung am zugänglichsten ist, bei den Phanerogamen, ebenfalls zwei Keimelemente nothwendig sind, um einen K e i m zu bilden; wir suchen das Eine, das Aequivalent des Spermatozoon, unter den Substanzen des Pollen, das andere in Ovulum. Ist hier der Keim auch nicht das ausschliessliche Mittel zur Bildung neuer Individuen derselben Gattung, so ist er doch die für sie charakteristische Art der Fortpflanzung. Ueberdies sehen wir auch hier die Constanz der Bastardbildung. Wir müssen auch in den Pflanzen ein Primum movens anerkennen, welches in Wechselwirkung mit den äussern Lebensbedingungen die Systeme der Bewegungen anregt, welche den Substanzen der Pflanze proportional sind, durch welche ihr die typische Form und Mischung erhalten wird, welche durch die unbekannten, im Pflanzen- wie im Thierorganismus fortwirkenden Charaktere des Keims vorgeschrieben wird. Auch dies unsichtbare Primum movens in der Pflanze muss eine, selbständiger Leistungen fähige Fortsetzung des Keims sein. Aber auch bei der grossen Masse der Organismen, wo uns selbst diese Anhaltspunkte fehlen, sind wir genöthigt, aus ähnlichen Wirkungen ähnliche Ursachen zu folgern, und von ihren Lebenserscheinungen im Princip auf dieselben Kategorien von Coëfficienten zurückschliessen, welche wir in den, die Beobachtung besser lohnenden Organismen ermittelt haben.

Und so sprechen wir mit vollster Ueberzeugung aus: Jedes Individuum der Thier- und der Pflanzenwelt lebt, weil es ein Primum movens seiner Lebenserscheinungen in sich hat; für jedes ist die Kraft seines Primum movens seine Lebenskraft.

Die anorganische Natur lebt nicht. Zwar hat man auch ihre Bewegungen Leben genannt, und spricht z. B. vom Leben des Krystalls, des Erdballs. Aber alle Erscheinungen, welche immer auf das Leben der anorganischen Natur bezogen werden könnten, werden, je länger desto bestimmter als ausschliessliche Wirkung chemischer und physikalischer Eigenschaften erkannt. Wer dennoch am Leben der anorganischen Natur festhalten will, muss den Begriff Leben präcisiren, und zeigen, dass die Elemente seiner Definition stichhaltig sind. Jedenfalls würde diese Definition anders ausfallen müssen als die unsrige. Allegorische Begriffe aber, einer sentimentalen Naturbetrachtung entsprossen, oder einer geistreichen Conception, liegen hier ausser den Gränzen der Discussion. Für uns ist zwischen anorganischer und organischer Natur ein principieller Gegensatz. Die anorganische folgt lediglich den Gesetzen der Physik und Chemie; in ihr giebt es keinen stetigen Coëfficienten ihrer Erfolge, ausser ihren eignen chemischen und physikalischen Eigenschaften, und ausser ihren Berührungspunkten; denn auch sie bedürfen äusserer Bedingungen für die Constanz ihrer Erscheinungsweise. Die organische Natur ist aus der anorganischen abgeschieden durch ein Etwas, dessen Ursprung uns unbekannt ist, von dessen Natur wir kaum die ersten Notizen besitzen, das sich aber da, wo übersichtliche Verhältnisse vorliegen, als constanter Anfangs- und Ausgangspunkt der Organismen zeigt. Wir haben dies Etwas Protorganismen genannt. Von ihnen treten je zwei zusammen, die formell verschieden, eine auf unbekannten Principien beruhende Wahlverwandtschaft zu einander haben. Sie bilden in ihrer Vereinigung, wieder auf eine unbekannte Weise, den Keim je eines neuen individuellen Organismus; sie eignen sich in ihrer Wechselwirkung mit ihrer nächsten Umgebung einen Theil der sie umgebenden Substanzen an; sie verändern ihre eigne Gestalt und Grösse, aber behalten jedes in ihrer Vereinigung ihre eigne, von ihren chemischen und physikalischen Qualitäten unabhängige Leistungsfähigkeit bei. Sie heteromorphosiren durch ihre Bewegung und durch ihre Qualitäten den Stoff, über welchen sie disponiren können; und sie, in ihrer Vereinigung unter einander, und mit dieser heteromorphosirten, anorganischen Substanz, welche ihre Elemente nach allen Richtungen hin begleitet, wohin sie sich ausdehnen, sie verbergen ihren ursprünglichen Charakter unter der Gestalt des Organismus, der sich aus ihnen und um sie entwickelt, und in welchen sie die Bedingungen zu ihrer Vermehrung übertragen. Die Organismen bilden die organische Natur. Die organische Natur besteht aus denselben Substanzen, wie die anorganische, welche die Bedingung ihrer Existenz ist. Auch in ihr folgen die Substanzen chemischen und physikalischen Gesetzen; aber die stetige Bewegung, welche unabhängig von ihren chemischen und physikalischen Eigenschaften in ihnen vorgeht, deren Motiv in sie übergegangen ist aus dem Keim, und welche beruht auf dem Princip ihrer eignen, von nachweisbaren Eigenschaften unabhängigen Leistungsfähigkeit; dieselbe Bewegung, durch welche ihre constitutiven Elemente aus der anorganischen Natur ausgeschieden sind, modificirt die chemischen und physikalischen Erfolge, die innerhalb des Organismus zu Stande kommen, sie drückt ihnen einen eigenthümlichen Charakter auf. Der Organismus ist der Complex jener heteromorphosirten Substanzen, inclusive der stetigen Coëfficienten dieser Bewegungen, inclusive jenes combinirten Primum movens, welches den anorganischen Substanzcomplexen fehlt, mögen sie eine ungeregelte Masse darstellen, oder wie der Krystall eine typische Gestalt annehmen, die durch die Eigenschaften seiner constitutiven Elemente bedingt wird. Auch der Organismus nimmt eine typische Gestalt an. Typus aber ist die Gränze, welche der Form und Mischung eines Naturkörpers durch die stetigen, wenn auch ihrem Wesen nach unbekannten Eigenschaften seiner Coëfficienten vorgeschrieben wird. Typus ist also nicht Kraft, sondern ein Hinderniss für die Kräfte, mit denen er collidirt. Eine allgemeine typische Kraft existirt daher so wenig, wie eine allgemeine Lebenskraft.

Das Geschehen im Organismus ist ein chemisch-physikalisches, aber unter dem Einfluss jener stetigen Coëfficienten und unter dem Einfluss der äussern Lebensbedingungen. Das Geschehen in der anorganischen Natur ist ein chemisch-physikalisches ohne den modificirenden Einfluss selbständig leistungsfähiger Coëfficienten.

Die anorganische Natur ist leblos; der Organismus, dessen Leben im obigen Sinne aufgehört hat, ist t o d t. Todt ist, wie lebend, ein Prädicat der Organismen. Das Todt-Sein, „der Tod" ist die Negation des Lebend-Seins, „des Lebens," und bezeichnet nur die Thatsache, dass der Organismus die Fähigkeit verloren hat, die ihm proportionalen Bewegungen, wozu ihn die motorische Kraft seines Primum movens bestimmte, auszuführen. Im Tode hat die Leistungsfähigkeit des Primum movens, die Lebenskraft, und mit ihr die Leistungsfähigkeit des Organismus, das Leben aufgehört. Die Modification, welche das chemisch-physikalische Geschehen im Organismus durch die stetige Bewegung seiner Elemente erlitt, hört auf; die stetigen Coëfficienten dieser Modification wirken nicht mehr; sie überlassen die Substanzcomplexe des Organismus dem ausschliesslich chemischen Process, welchen ihre eignen Qualitäten und die ihrer Umgebung bestimmen. In diesem Zustand hängt es von ihrer Umgebung ab, ob sie von der Gestalt, die sie im Organismus hatten, noch einen mehr oder minder grossen Rest bewahren, oder ob sie der anorganischen Natur beigemischt werden ohne eine Spur ihrer frühern Erscheinungsweise zu hinterlassen. Die Mammuths im Polar-Eis, die fossilen Organismenreste, die Conservation der Leiche durch antiseptische Medien geben einen Belag für die Wichtigkeit der äussern Umstände.

Die Heilkraft der Natur.

Ist es die Lebenskraft, welche in weiteren Kreisen die Aufmerksamkeit in Anspruch nimmt, so ist es die Heilkraft der Natur, welche speciell für den Arzt das höchste Interesse hat.

Ehe ich die concrete Bedeutung entwickele, welche ich diesem Begriff glaube vindiciren zu müssen, scheint es mir nothwendig zu sein, mit wenigen Worten der Begriffe Gesundheit und Krankheit zu gedenken. Denn die Heilkraft der Natur setzt voraus, dass Krankheit vorhanden ist; der Wunsch des Kranken, der durch die Heilkraft der Natur befriedigt werden soll, ist die Wiederkehr der Gesundheit. Da der Begriff Krankheit verständlicher ist, wenn der der Gesundheit festgestellt wurde, versuche ich zuerst diesen, dann jenen näher zu analysiren.

Gesundheit

ist einer der vielen empirischen Begriffe mit unbestimmter, ungefährer Bedeutung, welche der Sprachgebrauch unsrer Wissenschaft zugewiesen hat. Die Menge misslungener Versuche, ihn auf eine sichere Grundlage zurückzuführen, darf uns nicht abschrecken, die Motive aufzusuchen, aus denen er hervorging, und zu ermitteln, ob er eine wissenschaftliche Bedeutung hat, welche mit derjenigen in Einklang steht, welche ihm der Sprachgebrauch gegeben hat.

Die Beachtung der, dem Sprachgebrauch geläufigen Verwendung dieses Ausdruckes zeigt, dass er in mehrfach verschiedenem Sinne gebraucht worden ist, und zwar zunächst

1) in negativem Sinne. Gehen wir auf seine Geschichte zurück, so wird es wahrscheinlich, dass er entstanden ist aus seinem Gegensatze: daraus nämlich, dass die Erfahrung lehrte, wie der Mensch nicht in einer so gleichmässigen Weise fortlebt, wie der gewöhnlich mit dem Ausdruck Leben verbundene Sinn es anzudeuten scheint, und dass Krankheit den als stetig und selbstverständlich vorausgesetzten Verlauf des Lebens unterbricht. Erst als man Krankheit kennen gelernt hatte, scheint es mir, hat man die Nothwendigkeit eingesehen, jenen durch Krankheit unterbrochenen Verlauf des Lebens bestimmt zu bezeichnen. In diesem Sinne, wo er ausspricht, dass Krankheit nicht vorhanden ist, hat der Ausdruck eine negative Bedeutung.

2) in positivem Sinne. Wenn ein Unterschied zwischen Gesundheit und Krankheit besteht, so muss sich der eine wie der andere Zustand durch positive Charaktere auszeichnen, zwischen welchen eine Differenz stattfindet. So muss also auch der Begriff Gesundheit seinen positiven Inhalt haben. Es versteht sich von selbst, dass beide Begriffe nur in Verbindung mit dem Begriff Organismus Sinn haben, da sie Prädicate desselben sind, Zustände desselben bezeichnen.

3) in subjectivem Sinne. Der Mensch ist gesund nach seinem eigenen Gefühl, welches durch keine objectiven, dem Individuum klaren Gründe gestützt ist. Ich glaube das subjective Gefühl des Gesundseins auf das Allgemeingefühl beziehen zu müssen, über welches die Wissenschaft keine klare Auskunft giebt. Mir ist dasselbe das nicht aus Gründen zum Bewusstsein gekommene, nicht auf Urtheil gegründete dunkle Gefühl von der Harmonie oder Disharmonie im Zusammenwirken der verschiedenen Elemente des Organismus, unter einander sowohl, als mit den äusseren Lebensbedingungen; ein Gefühl, welches den Charakter der Indifferenz, der Lust oder Unlust trägt, und ganz im Allgemeinen, oder speciell in Bezug auf seine Leistungen den Menschen erfüllt, und welches das

subjective Gefühl von Gesundheit oder Krankheit, ohne Analyse dieser Begriffe einschliesst. Das Gemeingefühl unterscheidet keine speciellen Sensationen, die zu einem selbstbewussten Urtheil führen könnten, oder zu bewusstem Handeln. Es wird durch das Bewusstwerden von Sensationen principiell negirt und faktisch aufgehoben.

4) in objectivem Sinne. Das Urtheil des Individuums selbst über sein Befinden, als Schluss aus positiven Prämissen, oder das Urtheil Anderer, gestützt auf objectiv erkennbare Gründe, kann das Vorhandensein der Gesundheit constatiren.

5) in absolutem Sinne. Der Ausdruck Gesundheit involvirt eine Bedeutung, welche durch die individuelle Entwicklung eines Einzelnen nicht alterirt wird, und wesentlich dieselbe bleibt, das Wort mag in negativem oder positivem, in subjectivem oder objectivem Sinne gebraucht werden. Sie bleibt dieselbe für die verschiedenen Entwicklungsstadien, in denen sich das Individuum befindet, von seiner Geburt bis zum Greisenalter; dieselbe für die beiden Geschlechter, für die individuellen Differenzen, die man durch die Bezeichnungen Constitution oder Habitus ausdrückt; dieselbe für die verschiedene Zugänglichkeit der Lebensbedingungen. Ja sie verträgt sich mit den mannigfachsten Abweichungen von der typischen Norm, die dem Individuum angeboren sein können, oder die es während seines Lebens erfuhr. So verhindert z. B. das Fehlen ganzer Körpertheile, der Extremitäten, der Sexual- und der Sinnesapparate, Narben oder Veränderungen des Skeletts nicht nothwendig, dass das Individuum gesund sei.

6) in relativem Sinne. Das Individuum, mit sich selbst oder mit Andern verglichen, unter gleichen oder unter verschiedenen Verhältnissen, kann mehr, kann weniger die Bezeichnung gesund verdienen.

Es fragt sich nun: worin besteht das Charakteristische dessen, was der Sprachgebrauch Gesundheit nennt?

Es steht fest: Gesundheit ist ein Prädicat des lebenden Organismus. Der Begriff Organismus involvirt den Begriff Leben. Das Individuum lebt als Ganzes; das Individuum ist als Ganzes gesund. Leben ist die Fähigkeit des Individuums zu gewissen Leistungen. Der Charakter dieser Leistungen ist verschieden durch die Natur der Elemente, wodurch sie ausgeführt werden. Die Fähigkeit zu diesen Leistungen, sowohl den einzelnen, als in ihrer Gesammtheit, sind die Wirkungen constanter Ursachen; die Fähigkeit selbst ist also constant. Diese Constanz bezieht sich sowohl auf ihre Form als auf ihre Dauer.

Zwar kennen wir die Elemente, womit im Organismus diese Leistungen angeregt und ausgeführt werden, nicht so genau, dass wir aus ihnen unmittelbar für jedes Detail ihre Constanz ableiten könnten; aber wir wissen, theils durch unsre Erfahrung über sie, theils aus der uns zugänglichen Kenntniss ihrer Factoren, bis zu einem gewissen Grade, dass sie constant sind. So z. B. am Herzen; das Herz übt constant Bewegung aus; seine Bewegung ist der constante Grund der Bewegung des Bluts in den Gefässbahnen; — eine durch psychischen Impuls oder äussern Reiz vermehrte Wirkung des centrifugalen Nerven bewirkt Contraction des Muskels; die des Muskels bewirkt Bewegung des Skeletts; Bewegung ist das constante, deutlich erkennbare Resultat der verstärkten Wechselwirkung zwischen centrifugalen Nerven und Muskeln; weniger deutlich, aber ebenfalls constant verhält es sich mit der Empfindung: unter gleichen Bedingungen wird Gleiches empfunden. Nach allen Erfahrungen halte ich mich für berechtigt, in Bezug auf die Lebenserscheinungen die Constanz der Wirkungen wie der Ursachen als Grundsatz anzunehmen.

Eine nähere Bestimmung der Leistungen, welche der Organismus ausführt, (seiner Lebenserscheinungen), und ihres Grundes (seiner Fähigkeit zu diesen Leistungen), kann, wenn jede von ihnen für sich, und wenn sie als Totalität, mit sich selbst verglichen werden, nur eine quantitative Differenz bezeichnen. Nun enthält der Ausdruck Gesundheit, er mag im Einzelnen so verschieden definirt werden, wie er will, eine nähere Bestimmung von Leben. Diese muss demgemäss eine quantitative sein. Gesundheit muss also der Ausdruck sein für ein gewisses quantitatives Maass der Leistungsfähigkeit des Organismus.

Die Aufgabe formulirt sich hiernach bestimmter: es ist das Maass für die Leistungsfähigkeit zu finden, welches der Begriff Gesundheit ausdrückt.

Wenn wir von der Fähigkeit des ganzen Individuums zu gewissen Leistungen sprechen, so werden wir nothwendig auf den Dualismus im Organismus zurückgeführt. Was das ganze Individuum ausführt, bezieht sich auf die Leistung der animalen und der organischen Sphäre, die zum Ganzen vereinigt sind. Als Leistung des Gesammt-Individuums erscheint vorzugsweise die Leistung der animalen Sphäre. Die organische erhält sie in ihrer Integrität, und supplirt ihre Leistungsfähigkeit. Man begreift unter der Leistung des Gesammt-Individuums gemeinhin die Bewegungen, die von der animalen Sphäre in Bezug auf die Gegenstände ausser dem Individuum verrichtet werden, die Empfindungen, die ihr durch die Aussenwelt aufgedrungen werden; die geistigen Actionen, deren Richtung ebenfalls durch die Berührung mit der Aussenwelt vorzugsweise bestimmt wird; wenigstens nihil est in intellectu, quod non ante fuerit in sensione. Wollte man aber aus diesen Leistungen selbst, wozu das Individuum fähig ist, ein Maass für die Fähigkeit der animalen Sphäre entnehmen, welches der Begriff Gesundheit fordert, so würde sich sehr bald eine Menge von Wenn's und Aber's der Auffindung eines empirischen Mittels entgegenstellen, so dass der Versuch dazu unter allen Umständen scheitern würde.

Liegt das Maass für die Leistungsfähigkeit des Individuums, wenn es gesund sein soll, nicht ausserhalb des Individuums, so haben wir zu versuchen, es in ihm zu ermitteln. Dahin leitet uns auf der Einen Seite die Beobachtung der Leistungen, welche die animale Sphäre vom ersten Moment des selbständigen Menschenlebens an auszuführen sucht. Sie beziehen sich auf seine Wechselwirkung mit seinen unmittelbaren Lebensbedingungen, mit Luft und Nahrungsmitteln, und auf die Entleerung seiner Excretionsproducte. Auf der andern Seite führt uns dahin die Bedeutung der organischen Sphäre für den Organismus, als Heerd der Bereitung des arteriellen Bluts und seiner Verwerthung. Die ersten Acte der Thätigkeit in der animalen Sphäre wiederholen sich das ganze Leben hindurch, und obgleich sich im Leben die Leistungen dieser Sphäre unendlich vervielfältigen, so bleiben doch jene, für das Individuum selbst werthvollen, die wichtigsten.

Die Thätigkeit der organischen Sphäre, wie sie bei der Geburt des Individuums im Gange ist, dauert das ganze Leben hindurch ohne Unterbrechung fort, und bezieht sich allein auf die Erhaltung der Constanz für die Elemente des Organismus, und ihre Leistungsfähigkeit. Die sexuelle Sphäre hat für das Individuum bei normalem Verhalten keine wesentliche Bedeutung. Da sie aber für die Constanz der Gattung unerlässlich ist, haben wir die, der individuellen Entwicklung und dem Geschlechte entsprechende Production und Verwerthung der Keimelemente als das Contingent anzusehen, welches die sexuelle Sphäre zu dem Begriff Gesundheit liefert.

Der Begriff Gesundheit sagt also aus: dass der Organismus, auf welchen er Bezug hat, bei der erforderlichen Wechselwirkung mit seinen äusseren Lebensbedingungen im Stande ist, auf Grundlage seines generischen Typus und seiner individuellen Eigenthümlichkeit die Constanz seiner Leistungsfähigkeit zu erhalten.

Wenn es nun auch auf den ersten Blick scheint, als werde dies durch die organische Sphäre allein bewirkt, so belehrt uns doch eine nähere Prüfung bald eines Andern. Denn die organische Sphäre hört, wie oben gezeigt ist, bald zu wirken auf, wenn die animale ihren Beistand versagt. Die Athemnoth beweist das Bedürfniss der activen Elemente, des Angriffs überhoben und entledigt zu sein, den sie durch die venösen Beimischungen des Bluts erfährt. Sie erzwingt die Athembewegungen, durch die Elemente der animalen Sphäre. Das Bedürfniss der Nahrungsaufnahme, von der organischen Sphäre direkt empfunden, kommt in der animalen zum Bewusstsein, und bestimmt ihre, darauf bezügliche Thätigkeit.

Auf die Fähigkeit des Individuums, unter den gegebenen Voraussetzungen die Constanz seiner Leistung zu erhalten, müssen sich auch die Charaktere beziehen, welche die positive Bedeutung der Gesundheit feststellen. Sie müssen sich also in der animalen Sphäre beziehen: auf die Fähigkeit zu empfinden: das Bedürfniss zu athmen, Nahrung aufzunehmen, Excretionsproducte zu entleeren; ferner auf die Fähigkeit auszuführen: die Reflex- und willkührlichen Bewegungen, welche das Bedürfniss zu athmen, Nahrung aufzunehmen, und Excretionsstoffe zu entleeren, erfordert. In der organischen Sphäre müssen sie sich beziehen auf die Fähigkeit, dieselben Bedürfnisse zu empfinden, die in der animalen zum Bewusstsein kommen; auf die Fähigkeit, die Nahrungsmittel den Verdauungskanal entlang zu bewegen, wenn die Mitwirkung der animalen Sphäre aufhört, bis zu dem Punkte, wo sie wieder eintritt; auf die Fähigkeit, das arterielle Blut aus den Nahrungsmitteln zu bereiten, durch das Herz zu verwerthen an seinen Wirkungspunkten, und es von den dort gesammelten Schlacken wieder zu reinigen.

Ich erwähne schliesslich noch einer Erscheinung, die sich der positiven Bedeutung der Gesundheit anschliesst, nämlich des mehr oder weniger regelmässigen Wechsels zwischen Schlafen und Wachen. Der Schlaf betrifft fast ausschliesslich die animale Sphäre, aber die Wirkung des Schlafes betrifft das Gesammtindividuum in dem Maasse, dass dieser Wechsel nicht bloss eine Gesundheitserscheinung, sondern ebensowohl eine Gesundheitsbedingung ist. Aehnlich verhält es sich mit der thierischen Wärme, welche das stetige Nebenproduct der Leistungen ist, die von der organischen Sphäre ausgehen, während auch sie zugleich als Gesundheitsbedingung zu betrachten ist.

Wenn wir nun den Begriff Gesundheit auslegen als die Fähigkeit des Individuums, unter den angegebenen Bedingungen und innerhalb der angegebenen Gränzen die Constanz seiner Leistungsfähigkeit und wirklichen Leistungen zu unterhalten, so sind wir von dem Grundsatz ausgegangen: das ganze Individuum lebt, und nicht seine Theile; das ganze Individuum ist gesund, und nicht seine Theile. Gesundheit setzt die typischnormale Beschaffenheit der Theile des Individuums, wie sie die Erfahrung festgestellt hat, insoweit voraus, als dieselbe unerlässlich ist für die Vorgänge, die sich auf die Erhaltung der Constanz seiner Leistung beziehen; aber der Ausdruck Gesundheit selbst betrifft nur die Leistungsfähigkeit des Individuums. Die wichtigsten derjenigen Elemente aber, deren Integrität auf typisch-normaler Basis die Gesundheit voraussetzt, sind: diejenigen centralen und pheripherischen Elemente des cerebrospinalen Nervensystems, welche den Act der Respiration, der Deglutition und der Excretionen beherrschen; die Muskeln und die Theile des Skeletts, welche bei denselben Acten betheiligt sind; das sympathische Nervensystem, soweit es die Gewebe der organischen und sexuellen Sphäre mit der Fähigkeit versieht, die gedachten Empfindungen zu percipiren und die erforderlichen Bewegungen auszuführen, deren die Bereitung und die Verwerthung des arteriellen Blutes bedarf; die passiven Gewebe, welche zur Ausführung dieser Bewegungen zumal die conditio sine qua non sind, sowohl in Bezug auf ihre histologischen Elemente, als auf ihre chemischen Qualitäten. Sind diese Voraussetzungen realisirt; sind die äusseren Lebensbedingungen zugänglich, so folgt die nöthige Quantität und Qualität des arteriellen Blutes von selbst, durch welches ja die organische Sphäre ihre wichtigsten Erfolge erreicht.

In Bezug auf die äusseren Lebensbedingungen erwähne ich schliesslich noch besonders, dass sie im Allgemeinen als Requisite der Gesundheit dieselben sind, wie für das Leben überhaupt; dass sie aber als Gesundheitsbedingungen eine genaue, allen Verhältnissen der Individuen entsprechende Formulirung nöthig machen, welche gewissermaassen eine Parallele bildet mit den Krankheitsursachen.

Krankheit.

Die Zeit ist noch nicht lange vorüber, wo der Begriff Krankheit auf die verschiedenste und willkührlichste Weise gedeutet wurde. Doch ist man je länger desto mehr zu der Einsicht gelangt, dass dieser Begriff für die Wissenschaft unwesentlich, und mehr ein populärer Ausdruck für die Thatsache ist, dass sich in dem gewöhnlichen Verlauf des Lebens eine Veränderung eingestellt hat, welche man als eigenthümlich erkannte, ohne dieser Eigenthümlichkeit einen Ausdruck zu geben, der sie charakterisirte; man nannte den Organismus, den sie betraf, krank. Krankheit ist gleich Kranksein. Es fragt sich nun, ob man unter der Bezeichnung krank etwas zu verstehen hat, was eine gewissermaassen generische Charakteristik gestattet.

Krank ist ein Prädicat des lebenden Organismus, und bezieht sich zunächst auf seine Lebenserscheinungen. Diese hängen, die Wechselwirkung mit den äusseren Lebensbedingungen vorausgesetzt, ab von ihren Substraten, den constitutiven Elementen des Organismus. Im kranken Organismus unterscheiden sich die Lebenserscheinungen von denen des gesunden. Es müssen also ihre Substrate, ihre Coëfficienten im kranken Organismus verändert sein. Zu diesen Coëfficienten gehören allerdings auch die äussern Lebensbedingungen; da wir diese aber als wesentlich unverändert voraussetzen, so dürfen wir den Organismus nicht krank nennen, wenn nicht seine Lebenserscheinungen durch Veränderung seiner constitutiven Elemente verändert sind. Weil aber auch ein Theil der Lebenserscheinungen ruhen kann, so dass selbst bei vollständiger Leistungsfähigkeit der constitutiven Elemente dieselben nicht zur Beobachtung kommen, so dürfen wir diesen Ausdruck nicht bloss auf die wirklich ausgeführten Lebenserscheinungen beziehen, sondern besonders auf die Fähigkeit des Organismus, sie zu produciren.

Wie der Ausdruck Gesundheit, so ist auch Krankheit in verschiedener Bedeutung gebraucht worden, und zwar zunächst

1) in negativem Sinne. Er negirt den Begriff Gesundheit.

2) in positivem Sinne. Die Lebenserscheinungen des Kranken unterscheiden sich von denen des Gesunden; sie müssen also durch positive Charaktere ausgezeichnet sein, auf denen diese Differenz zwischen beiden begründet ist.

3) in relativem Sinne. Die Differenz zwischen den Lebenserscheinungen des Gesunden und des Kranken ist nur eine quantitative. Da jene keine bestimmte quantitative Gränze haben, und weil die gesunden und die kranken immer mit einander verglichen werden müssen, wenn sie richtig gewürdigt werden sollen, so ist es unmöglich, diesen relativen Sinn nicht zu statuiren.

4) in absolutem Sinne. Denn wenn es gelänge, für den Begriff krank auch nur von einem allgemeinen Gesichtspunkt aus eine Bedeutung zu eruiren, welche von der Vergleichung des Kranken mit sich selbst und mit Andern unabhängig wäre, so würden wir diese mit Recht eine absolute nennen dürfen.

5) in subjectivem, und

6) in objectivem Sinne, je nachdem das Individuum nach seinem eigenen, nicht weiter definirten oder untersuchten Gefühl krank ist, oder objective Gründe sein Kranksein constatiren.

Positive Charaktere des Krankseins, der Krankheit ergeben sich zwar für jeden einzelnen Fall; aber um die Natur der positiven und der absoluten Charaktere von dem, was der Sprachgebrauch krank genannt hat, in eine allgemeine Definition zusammenzufassen, dazu genügen die Anhaltspunkte nicht, welche uns zu Gebote stehen. Faktisch ist dieser Mangel indessen irrelevant; denn wenn wir uns an seine negative und relative Bedeutung halten, so gewinnen wir eine zwanglose und verständliche Aufklärung darüber.

Wenn Krankheit eine Negation von Gesundheit ist, so muss sich Krankheit auf dieselben Verhältnisse im Organismus beziehen, wie Gesundheit. Gesund aber ist der Organismus, welcher die Fähigkeit besitzt, die Constanz seiner Leistungen zu erhalten. Darum ist krank der, welcher die Fähigkeit verloren hat, die Constanz seiner Leistungen zu erhalten.

Diese Definition ist in Einklang mit der Thatsache, dass die Differenz zwischen krank und gesund nur quantitative Charaktere des Organismus und seiner Leistungsfähigkeit berührt. Denn der kranke Organismus verrichtet alle Lebenserscheinungen auch, welche der gesunde verrichtet; er entwickelt psychische Actionen, er kann sich bewegen und empfinden; er fühlt das Bedürfniss der Nahrungsaufnahme und der Excretionen; er nimmt Nahrung auf, verdaut sie, bereitet arterielles Blut und verwerthet es; er bildet und verwerthet Keime zu neuen Individuen. Aber die psychischen Actionen in der einen Sphäre, wie ihre Aequivalente in der andern, die Bewegung, die Empfindung, die Bereitung und Verwerthung des arteriellen Bluts und der Keime geschieht nicht in derselben Weise, wie im Gesunden. Dieser beweist durch die Art und Weise, wie er seine Leistungen ausführt, dass die Elemente, wodurch er sie ausführt, so ausgestattet sind, dass sie zugleich ihre Constanz zu sichern vermögen. Vom kranken Organismus aber beweist die Erfahrung, dass die Coëfficienten seiner Leistungen eine Veränderung erlitten haben, wodurch sie ausser Stand gesetzt sind, die Constanz ihrer Leistungen aufrecht zu halten.

Sie ist ferner in Einklang mit der Thatsache, dass nicht jede Veränderung seiner constitutiven Elemente das Individuum krank macht, sondern nur die Veränderung der Elemente, welche zur Erhaltung der Constanz seiner Leistungen eine unmittelbare Beziehung haben.

Wie die Bezeichnung gesund, so bezieht sich auch der Ausdruck krank nur auf das ganze Individuum und seine Leistungsfähigkeit, nicht aber auf seine constitutiven Elemente. Diese sind bei Krankheit mehr oder weniger verändert; das Individuum wird krank durch diese Veränderung. Die anatomische Untersuchung hat mit normalen oder veränderten, nicht mit gesunden oder kranken Theilen zu thun. Denn krank sowohl wie gesund ist nur das lebende Individuum in seiner Totalität. Nichts destoweniger werden ganz allgemein diese Bezeichnungen auch für alle Veränderungen der organischen Elemente gebraucht. Man spricht z. B. von Krankheiten der Lunge, der Nerven, der Muskeln, ohne dass man selbst solche Veränderungen im Auge hat, durch welche Krankheit des Individuums veranlasst war. Diese Ausdrucksweise ist so festgewurzelt, dass es schwer halten wird, sie zu verdrängen. Und in der That mag es gleichgültig sein, wenn man sich bei ihrer Verwendung nur der Bedeutung bewusst bleibt, welche sie für die Wissenschaft haben müssen.

Es würde zu weit führen, wollten wir die Veränderungen aufführen, welche die organischen Elemente erleiden können, oder die Coëfficienten nachweisen, die bei ihrem Zustandekommen concurriren; wir könnten jene wie diese nur nach den Sphären des Organismus, nach seinen activen und passiven Elementen gruppiren.

Alle Krankheitsursachen, durch welche die Veränderungen herbeigeführt werden, haben, mit Ausschluss der psychischen Actionen, deren Bedeutung wir hier, wie in unserer ganzen Untersuchung übergehen, einen physikalischen oder chemischen Charakter, manche einen gemischten, z. B. die Contagien und einige Parasiten.

Alle Krankheitsursachen leiten im Organismus ein S y s t e m v o n V e r ä n d e r u n g e n ein. Nie bleibt die Folge ihrer Einwirkung eine isolirte; denn dann sind sie nicht mehr Krankheitsursachen.

Gingen Gifte in den Blutstrom über, und entwickelten sie von hier aus an den Berührungspunkten zwischen Blutstrom und cerebrospinalem Nervensystem, central oder peripherisch, ihre deletäre Wirkung, so sind die Folgen augenscheinlich im ganzen Organismus. Ihre wichtigsten Charaktere sind veränderte Bewegung und Empfindung.

Bei mechanischen Verletzungen des centralen oder peripherischen Nervensystems verhält es sich ebenso; namentlich aber wird durch sie zugleich der arterielle Blutstrom an diesen Punkten verändert, und dadurch ein neues System von Folgen eingeleitet.

Giftwirkung vom arteriellen Blutstrom aus auf das sympathische Nervensystem äussert sich ebenfalls bald als veränderte Bewegung, bald als veränderte Empfindung in seinem Wirkungsgebiet. Oefter wie das cerebrospinale wird dies System von Giften getroffen, welche ohne in den Blutstrom übergegangen zu sein, direkt die Gewebe, namentlich des Verdauungskanals, per imbibitionem durchdringen, und die Nervenelemente, mit denen sie collidiren, in ihrer Wirkung alteriren; — auch hier, wenn auch in beschränkterem Kreise, dieselben Folgen.

Die Wirkung chemischer oder mechanischer Krankheitsursachen auf die passiven Gewebe der beiden Sphären verändern zum Theil direkt den typisch normalen Bau der getroffenen Gebilde, theils beeinträchtigen sie den arteriellen Blutstrom in ihnen. Die Folgen, welche diese Verhältnisse mit sich bringen, haben in der Pathologie eine sehr bedeutende Ausdehnung. Das System dieser Folgen lässt häufig den Ausgangspunkt der Veränderungen so vollständig in den Hintergrund treten, dass es, wenn es schon eine der wichtigsten Aufgaben des Arztes ist, es zugleich eine seiner schwierigsten wird, aus den Krankheits-, d. i. veränderten Lebens-Erscheinungen das System der Folgen rückwärts bis zu diesem Ausgangspunkte zu analysiren. In ihnen bildet die Beeinträchtigung des arteriellen Blutstroms einen stetigen Coëfficienten, und durch die Anerkennung dieser Thatsache wird allerdings die schwierige Aufgabe des Arztes wesentlich erleichtert. In welche Consequenzen die Veränderung der Gewebe ausschlägt, die durch den veränderten Blutstrom eingeleitet wird, das hängt begreiflich, wie von der Natur seiner alterirenden Ursache, so hauptsächlich von der Rolle ab, welche die getroffenen Gewebe im Haushalt des Organismus zu spielen haben. Von besonderer Wichtigkeit werden sie für die organische Sphäre. Wer kennt nicht ihren Einfluss auf die Bereitung des arteriellen Blutes, auf seine Befreiung von excrementiellen Beimischungen, die als Gifte ein ferneres System von Folgen einleiten; auf die Bildung pathischer Producte, zumal in Organen mit Ausführungsgängen für Excretionen; ihre Wirkung auf diese Ausführungsgänge selbst; die Neubildungen im

Umkreis von Parasiten und Parasitenkeimen, die umfassend wichtige mechanische Wirkung veränderter Volumina einzelner Organe und Neubildungen auf die Bahnen des Blutstroms und der Nerven. Alle diese Effecte recurriren in der Regel auf unscheinbare Veränderungen kleiner Provinzen des arteriellen Blutstroms in Folge chemischer oder mechanischer Noxen. Diese verlassen nicht immer nach ihrer Einwirkung die lädirten Gewebe, und bleiben häufig in denselben stetige Coëfficienten der stetig sich erneuernden Veränderungen.

Wenden wir uns nun zur

Heilkraft der Natur

zurück, so haben wir zunächst zu untersuchen, auf welche Weise die Veränderungen rückgängig gemacht werden, welche seine constitutiven Elemente bei seiner Krankheit erfahren haben.

Die erste nothwendige Voraussetzung bildet wieder das, dass die Gesundheitsbedingungen für das Individuum zu entschiedener Geltung kommen.

Die Beseitigung der Folgen, welche die Einwirkung von Krankheitsursachen eingeleitet hat, kann nur ausgehen vom arteriellen Blutstrom. Zwar hat auch, wie oben bemerkt, das cerebrospinale Nervensystem, vielleicht auch das sympathische, einen direkten Einfluss nicht auf die Ernährung, aber doch auf die Erhaltung des Typus der Gewebe; aber dieser Einfluss ist ein so unbemerkbarer, dass wir ihn als etwas Incommensurables füglich übergehen können. Wohin wir uns wenden, überall ist es der arterielle Blutstrom, welcher nicht bloss bei der Reduction der Veränderungen, bei welchen er direkt durch die Krankheitsursache beeinträchtigt wurde, sondern auch bei den übrigen allen die wichtigste, wenn nicht ausschliessliche Rolle spielt.

Wodurch immer die Integrität und die Leistungsfähigkeit des cerebrospinalen Nervensystems verändert sei, nur der arterielle Blutstrom kann sie ihm restituiren. Aus ihm stammt das materielle Supplement des Nervenmarks, von ihm wird die typische Form des Nervensystems erhalten, werden seine abgängigen Elemente aufgenommen, und aus dem Körper eliminirt; von ihm datirt der supplementäre motorische Impuls, welcher die Leistungsfähigkeit der Nervenröhren unterstützt. Vom Blutstrom auch, dessen stetige Redintegration durch Wasser und Nahrungsmittel wir voraussetzen, werden die Gifte verdünnt und resorbirt, die mit seinen Elementen in Wechselwirkung treten, und seine Leistung verändern.

Für die passiven Gebilde der animalen Sphäre gilt dasselbe. Muskeln und Skelett erhalten vom Blutstrom die Bedingungen ihrer Integrität, wie im gesunden, so auch im kranken Organismus.

Ebenso verhält es sich mit dem sympathischen Nervensystem. Dies wird vorzugsweise durch Gifte in seiner Leistungsfähigkeit verändert, gleichviel, ob dieselben von aussen in den arteriellen Blutstrom, und von hier aus an seine Elemente gelangten, oder ob sie Excretionsstoffe des Körpers waren, deren Ausscheidung verhindert wurde. Auch sie kann nur der arterielle Blutstrom verdünnen, resorbiren und ausscheiden.

Auch die passiven Gewebe, welche unter der Herrschaft des sympathischen Nervensystems stehen, wie sie vom Blutstrom in ihrer Integrität erhalten werden, können nur von ihm ihre Restitutio in integrum erwarten, deren sie zur Genesung des Kranken bedürfen. Durch den Blutstrom werden die pathologischen Bildungen beseitigt, die sich seiner capillären Wirkung entgegenstellten; durch seine stetige Wirkung werden seine geschlossenen oder bewegten Bahnen wieder geöffnet, oder neue als Aequivalente gebildet. Er umgiebt die in den Geweben zurückgebliebenen Krankheitsursachen mit einer isolirenden Schicht, macht sie unschädlich oder entfernt sie aus dem Körper. Er macht durch seine vis a tergo, die er den Secreten mittheilt, die verschlossenen Ausführungsgänge wieder frei.

Die Erscheinungen, welche mit der Abstossung pathischer

Producte oder mortificirter Gewebselemente, und mit ihrer Entfernung aus den Organen mit Ausführungsgängen, mit der beginnenden Restitution dieser Organe und mit der Wiederkehr ihrer normalen Function verbunden sind, haben die Lehre von den Krisen begründet, welche noch heute die Ansichten der Pathologen in mannigfacher Trennung erhält. Die in dieser Beziehung obwaltenden Differenzen gestatten auf der Grundlage, worauf die Discussionen geführt werden, keine zufriedenstellende Erledigung. Vorläufig ist es besser, diesen Begriff nur vorsichtig zu gebrauchen, und als eine ungefähre Bezeichnung der erwähnten Processe zu betrachten. Die Kenntniss der speciellen Vorgänge in den Organen, durch welche die Krisen geschehen sollen, und ihr Zusammenhang mit ihren Coëfficienten im übrigen Organismus ist noch zu fragmentarisch, die Einigung über die allgemein-pathologischen Grundsätze noch zu weit entfernt, als dass es erspriesslich sein könnte dem Begriff Krisis eine feste Bedeutung zuzutheilen. Dass aber Alles, was Krise genannt wird, schliesslich auf die Wirkung des arteriellen Blutstroms als auf ihren stetigen und wichtigsten Coëfficienten zurückführt, wird von Niemand in Abrede genommen werden.

Ist nun für alle Veränderungen in den Coëfficienten der Lebenserscheinungen der arterielle Blutstrom das Mittel zu ihrer Reduction, das Mittel zur Restitution des Organismus in die Integrität seiner Bestandtheile und ihrer Leistungsfähigkeit, so ist er das Mittel, wodurch der Organismus selbst die Veränderungen heilt, die ihn betroffen haben. Speciell aber ist es die bewegende Kraft, welche den Strom des arteriellen Blutes in Bewegung setzt, und welche als die Kraft bezeichnet werden muss, vermittelst welcher der Organismus jene Veränderungen heilt; sie ist die Heilkraft des Organismus, oder wie sie gewöhnlich bezeichnet wird, die Heilkraft der Natur. Direkt ist das arterielle Blut das Mittel, wodurch dieser Erfolg, wo er eintritt, erreicht wird. Aber nicht das ruhende Blut ist es; denn als solches hat es keinerlei nennenswerthe

Erfolge. Erst durch die Bewegung, die es vom Herzen überkommt, hat es jene Bedeutung. Die Kraft des Herzens ist daher die Kraft im physikalischen Sinne des Wortes, welche die Veränderungen im Organismus, welche seine Krankheit heilt, vermittelst des von ihr in stetiger Bewegung erhaltenen Blutes.

Auf solche Weise würde auch dieser vielbestrittene Begriff auf eine Grundlage zurückgeführt, auf welcher er Anspruch hat, seine Stelle in der wissenschaftlichen Terminologie zu behaupten. Das Verhältniss aber der Heilkraft der Natur zur Lebenskraft ist einfach und klar. Obgleich unmittelbar die Wirkung des Herzens, ist die Heilkraft der Natur ihrem Wesen nach nicht bloss ein integrirender Theil der Lebenskraft, sondern die Lebenskraft selbst. Denn für die Wirkung des Herzens, wie für die des sympathischen Nervensystems überhaupt, ist die Mitwirkung des cerebrospinalen Nervensystems unerlässlich, und die Leistungsfähigkeit dieser beiden Systeme bildet die Lebenskraft.

Die Rolle, welche der arterielle Blutstrom in der Naturheilkraft spielt, findet sich, wenn auch mehr als eine unbestimmt formulirte Ahnung, angedeutet in der Wichtigkeit, welche man zu allen Zeiten dem Pulse beigelegt hat. Gegen diese Wichtigkeit hat sich zwar hie und da ein exacter Zweifel geltend zu machen gesucht, aber ohne Erfolg. Der Puls blieb nach wie vor ein geheimnissvolles Orakel. Und wer die geräuschlose Beredtsamkeit des Pulses verstehen lernte, der wird zwar nicht mehr daraus erkennen wollen, als er bietet; aber er bietet dem Eingeweihten genug, um seine Bedeutung in Ehren zu halten. Der Blutstrom ist für den Organismus die wichtigste That der Lebenskraft. Der Puls ist das Barometer des Blutstroms, er ist gewissermaassen das Barometer der Lebenskraft.

Die Heilkraft der Natur ist hiernach eine Realität. Genügt sie nicht in allen Fällen, die Veränderungen des Organismus rückgängig zu machen, so ist sie es doch allein, welche sie bezwingt, wo sie bezwungen werden können. Die Heilkunst ist die Kunst, die Heilkraft der Natur so zu leiten, dass, die Regelung der Gesundheitsbedingungen und die Entfernung der fortwirkenden Krankheits-Ursachen vorausgesetzt, durch sie die Veränderungen beseitigt werden, von welchen die Krankheit eine Folge war. Seine Heilmittel im engeren Sinne des Worts macht der Arzt zu zufälligen Gemengtheilen des arteriellen Bluts, von wo aus sie zu allen Bestandtheilen des Organismus gelangen, die er nicht direkt durch sie treffen kann, und von wo aus sie bedeutsam in den quantitativen Ablauf der Lebenserscheinungen eingreifen. Durch sie kann er die Leistungsfähigkeit der activen Elemente herabsetzen oder steigern, in den passiven die zögernde Abstossung von Gewebstheilen begünstigen, die der Wiederkehr der normalen Functionen hinderlich sind; er kann sie zu einer rascheren Ausscheidung excrementieller Bestandtheile des Blutes zwingen; er kann durch sie die beschleunigte Abstossung nutzbarer Gewebstheile verzögern. Er lässt sich hiebei leiten durch die Erfahrung, welche dem einen Heilmittel eine Wahlverwandtschaft zu diesem, einem andern zu einem andern Organe anweist. Ihm stehen Eingriffe in den Haushalt des Organismus zu Gebote, durch welche er das Gleichgewicht zwischen bewegender Kraft und bewegten Massen herstellt, und wodurch er zugleich (im Aderlass z. B.) die Aufgabe der veränderten Organe, die sie für die Ausscheidung excrementieller Blutbestandtheile haben, direkt vermindert, indem er mit der Quantität des Blutes überhaupt die Quantität der excrementiellen Gifte verringert, welche der Lebenskraft Gefahr drohen.

Aber was er auch immer thut, er muss die Mittel im Auge haben, womit die Lebenskraft selber wirkt. Von ihr muss er lernen; er muss ihr Schüler sein, und die Pietät gegen seine Lehrerin unverbrüchlich bewahren. Aber wer sagt, er müsse ihr Diener sein, der spricht entweder in unverständlichen Allegorien, oder er versteht das Dienen im Sinne des grossen Friedrich, der sich den ersten Diener seines Staates nannte während die Welt weiss, ob er ein Diener war. Der Arzt kann wer weiss wem dienen, aber „die Natur" soll er beherrschen. Dazu studirt er das Geschehen in ihr. Kennt er dies nicht, und überschätzt er seine Macht, so hat er verloren Spiel, wie der Herrscher, der die Natur seines Staates nicht kennt. Ist er aber in Verlegenheit, so thut er besser, er begiebt sich für den Augenblick seiner Gewalt, und überlässt es dem Selfgovernment des Organismus, die Schwierigkeiten abzuwickeln.

FSC
www.fsc.org
MIX
Papier | Fördert gute Waldnutzung
FSC® C083411

Zeitfracht Medien GmbH
Ferdinand-Jühlke-Straße 7
99095 Erfurt, Deutschland
produktsicherheit@kolibri360.de